臨床工学テキスト

生体機能代行装置学
Blood purification
血液浄化【第2版】

海本浩一 編著

岩谷博次／宮田賢宏／平井康裕／鎌田亜紀 著

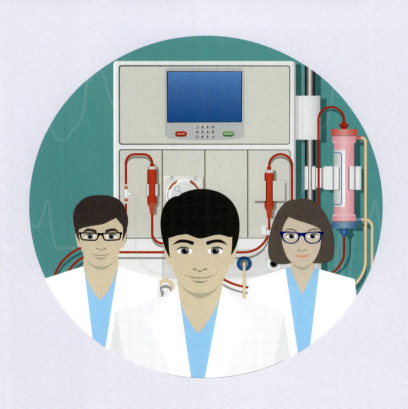

東京電機大学出版局

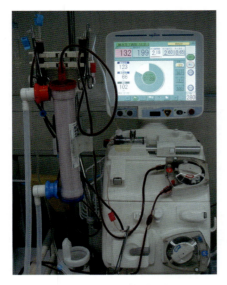

図1.3 血液透析（HD）

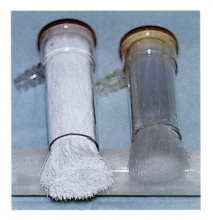

図3.4 中空糸型ダイアライザの構造

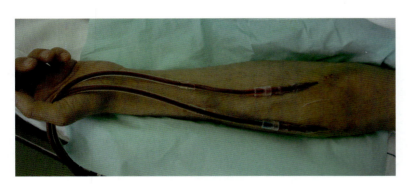

図6.4 内シャントへの穿刺

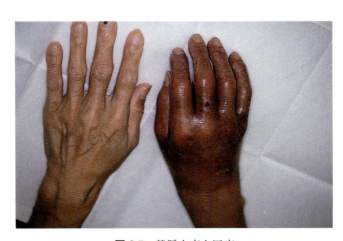

図6.5 静脈血高血圧症

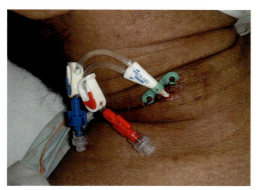

図 6.7　テンポラリーカテーテルの留置

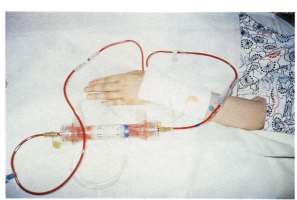

図 10.8　CAVH

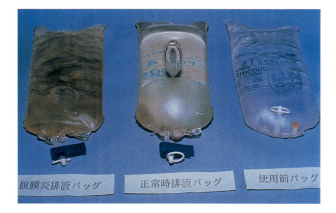

図 11.12　腹膜透析液の排液

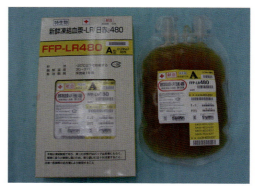

図 12.2　新鮮凍結血漿

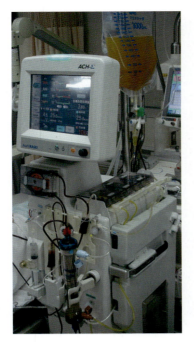

図 12.3　PE 施行中

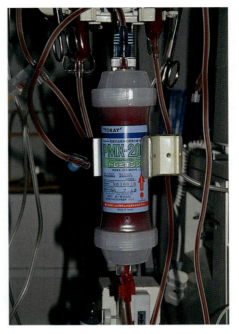

図 12.9　エンドトキシン吸着筒

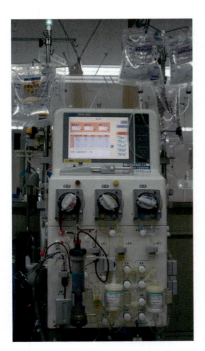

図 12.17　LDL 吸着施行中

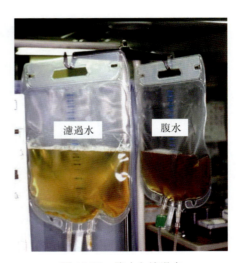

図 12.26　腹水と濾過水

刊行にあたって

　2010年3月に臨床工学技士を目指す学生を対象として生体機能代行装置学—血液浄化—第1版を刊行した。血液浄化の専門書ではなく，第一歩を踏み出すための導入書という位置づけで学生諸君にとってわかりやすい内容に心がけ作成したつもりである。あれから8年が経ち，逆濾過透析装置，新しい透析膜のダイアライザや長期留置カテーテル，多種類の組成・濃度の透析液など，透析患者のQOL向上に向け新しい機器，デバイス，薬剤が誕生している。そこで，この著しい発展に対応すべく第2版を刊行することになった。

　第2版も前版を引き継いだ内容であるが，今回，新たに臨床工学技士国家試験問題過去12年分を掲載した。これは国家試験を意識して各章に合わせて過去問を分類することで，各章で学んだことの理解がより深まるものと期待する。是非活用してほしい。また前版同様，授業中に重要なことを記載できるように各項左端にサイドノートのスペースを設けている。併せて活用してほしい。

　なお，第1版では北村洋先生（北村医院　院長，前大阪厚生年金病院　内科医長）にご執筆いただきありがとうございました。お陰様で第2版が刊行でき，心より感謝申し上げます。

　最後に，学生諸君が本書を通して血液浄化法を理解し，興味を持って臨床実習に臨み，卒業後に血液浄化の専門性を高めていく過程で，本書がその土台となることを切に願う。

2018年10月　　海本浩一

CONTENTS

第1章
血液浄化法概論

- 1.1 血液浄化の歴史 2
  - 1.1.1 実験の時代（1914〜1942年） 2
  - 1.1.2 臨床応用の時代（1943〜1970年） 3
  - 1.1.3 多様化の時代（1971〜1980年） 3
  - 1.1.4 血液浄化の時代へ（1981年以降） 4
- 1.2 各種血液浄化法 6

第2章
腎臓・腎不全・慢性腎臓病

- 2.1 腎臓 10
  - 2.1.1 腎臓の構造 11
  - 2.1.2 ネフロン各部位と機能 11
  - 2.1.3 腎臓の機能 14
- 2.2 腎不全 16
  - 2.2.1 急性腎不全 16
  - 2.2.2 慢性腎不全 20
- 2.3 慢性腎臓病 28

第3章
ダイアライザ

- 3.1 ダイアライザ 32
- 3.2 ダイアライザの構造 33
  - 3.2.1 コイル型ダイアライザ 33
  - 3.2.2 積層型ダイアライザ 34
  - 3.2.3 中空糸型ダイアライザ 34
- 3.3 ダイアライザの機能性 35
  - 3.3.1 拡散による物質移動 35
  - 3.3.2 クリアランス 38
  - 3.3.3 対向流 40
  - 3.3.4 Kt/V 40
  - 3.3.5 マスバランスエラー 42

3.3.6　膜間圧力差　42
3.3.7　濾過係数　43
3.3.8　イーカム　44
3.3.9　ダイアライザで溶質除去の指標とされる物質　45
3.3.10　ダイアライザの機能分類　45
3.4　**ダイアライザの生体安全性**　47
3.4.1　ポリビニルピロリドン　47
3.4.2　ダイアライザの滅菌法　47
3.5　**ダイアライザ膜と生体適合性**　49
3.5.1　ダイアライザ膜の構造　49
3.5.2　生体適合性　52

第4章 透析液

4.1　透析液　56
4.1.1　主な電解質　57
4.1.2　アルカリ化剤　58
4.1.3　ブドウ糖　61
4.2　浸透圧　62
4.2.1　モル（mol）　62
4.2.2　当量　62
4.2.3　浸透圧〔mOsm/l〕　62
4.2.4　％濃度〔g/dl〕　62
4.2.5　尿素と尿素窒素　63
4.2.6　透析液の清浄化　64

第5章 透析装置

5.1　水処理装置　66
5.1.1　プレフィルタ　66
5.1.2　軟水装置　67
5.1.3　活性炭装置　67
5.1.4　逆浸透装置　67
5.1.5　限外濾過膜　69
5.1.6　紫外線殺菌灯　69
5.1.7　エンドトキシン捕捉フィルタ　69

5.1.8 透析液清浄化　70

5.1.9 透析液廃水処理　71

5.1.10 中和処理装置　71

5.2 透析装置の概要　72

5.2.1 多人数用透析液供給装置　72

5.2.2 患者監視装置（ベッドサイドコンソール）　73

5.2.3 個人用透析装置　77

5.3 透析中の安全管理　78

5.3.1 生体側　78

5.3.2 装置側　78

5.4 透析装置の洗浄・消毒　80

5.4.1 洗浄・消毒工程　80

第6章

バスキュラーアクセス

6.1 シャント　84

6.1.1 外シャント　84

6.1.2 内シャント　84

6.1.3 グラフト　85

6.1.4 シャント合併症　86

6.2 そのほかのバスキュラーアクセス　87

6.2.1 動脈表在化　87

6.2.2 留置カテーテル　87

6.2.3 直接穿刺　88

6.2.4 穿刺針　89

第7章

抗凝固法

7.1 抗凝固剤　92

7.1.1 ヘパリン　92

7.1.2 低分子ヘパリン　93

7.1.3 プロタミン　93

7.1.4 蛋白分解酵素阻害剤　93

7.1.5 合成抗トロンビン剤　93

7.1.6 ヘパリン製剤　94

7.2 ヘパリン投与法 95
    7.2.1 全身ヘパリン化法 95
    7.2.2 局所ヘパリン化法 95
    7.2.3 限界ヘパリン化法 96

第8章
透析患者の合併症

8.1 透析患者の合併症 98
    8.1.1 心血管病変 98
    8.1.2 貧血 99
    8.1.3 血圧異常 99
    8.1.4 慢性腎臓病・骨ミネラル代謝異常（CKD-MBD） 100
    8.1.5 免疫異常 100
    8.1.6 皮膚掻痒症 101
    8.1.7 そのほかの異常 101

8.2 長期透析患者の合併症 103
    8.2.1 透析アミロイドーシス 103
    8.2.2 二次性副甲状腺機能亢進症（続発性上皮小体機能亢進症） 104
    8.2.3 アルミニウム蓄積症 106

第9章
腎不全と患者管理

9.1 腎不全と管理 110
    9.1.1 心不全 110
    9.1.2 高血圧・低血圧 110
    9.1.3 高カリウム血症 111
    9.1.4 検査 111
    9.1.5 食事 113

9.2 血液透析中の患者管理 115
    9.2.1 低血圧 115
    9.2.2 四肢の痙攣 115
    9.2.3 不均衡症候群 116
    9.2.4 空気誤入 116

第10章

血液濾過・血液透析濾過

- 10.1 血液濾過 120
  - 10.1.1 血液透析との相違 120
  - 10.1.2 HF膜 120
  - 10.1.3 ふるい係数 121
  - 10.1.4 HFにおけるクリアランス 121
  - 10.1.5 HF補充液 123
- 10.2 血液透析濾過とその変法 125
  - 10.2.1 血液透析濾過 125
  - 10.2.2 バイオフィルトレーション（BF） 125
  - 10.2.3 On-line HDF 126
  - 10.2.4 間歇補充型血液透析濾過（I-HDF） 127
  - 10.2.5 持続的血液浄化法 127

第11章

腹膜透析

- 11.1 腹膜透析 132
  - 11.1.1 腹膜透析の原理 132
  - 11.1.2 腹膜の形態・組織 134
  - 11.1.3 腹膜透析の実際 134
  - 11.1.4 接続方法 135
  - 11.1.5 適応と非適応 138
  - 11.1.6 腹膜透析液 139
- 11.2 合併症 141
  - 11.2.1 急性腹膜炎 141
  - 11.2.2 透析不全 142
  - 11.2.3 被嚢性腹膜硬化症 142
  - 11.2.4 栄養障害 143

第12章

アフェレシス

- 12.1 血漿交換療法 146
  - 12.1.1 単純血漿交換（PE） 146

12.1.2　二重濾過血漿交換　148
12.2　吸着療法　152
12.2.1　血液吸着（DHP）　152
12.2.2　血漿吸着（PA）　156
12.3　胸水・腹水濾過濃縮再静注法　161

問題解答　163
国家試験問題　167
国家試験問題　解答　184
索引　186

第1章 血液浄化法概論

血液浄化の歴史
血液透析から血液浄化へ

　透析療法の歴史は，1914年にJ. J. Abelの考案した透析実験に始まり，多くの研究者により物理学的，化学的，生物学的操作が加えられ，1943年のW. J. Kolffの臨床成功例をみる。さらにこの技術は拡散という透析原理にとどまらず，膜分離や吸着という手法を用いて血液中から病因あるいは病因関連物質を除去する今日の"血液浄化法"へと発展を遂げた。血液浄化という言葉は，1967年血液濾過の研究に従事したL. W. Hendersonが使用した"Blood purification"がその由来と言われる。

1.1.1　実験の時代（1914～1942年）

　透析実験に成功：1914年にアメリカ・John Hopkins大学・薬理学教授John J. Abelが初めてウサギを用いてサリチル酸の透析の実験に成功した。透析膜はCelloidin（ニトロセルロース），透析液は0.6％ NaCl溶液，抗凝固剤はヒルジンを使用した（図1.1）。

抗凝固：ヘパリンなどの抗凝固剤を用いて血液凝固を防止すること。

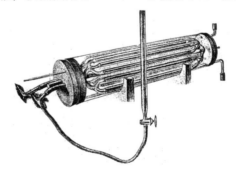

図1.1　J. J. Abelの考案した透析実験（1914年）[1]

腹膜：中皮細胞で覆われた結合組織の皮膜で，腹腔の内面を形成し腸や大腸などの表面を覆い広い面積を有する。

　透析膜の模索：ブタ腸の管漿膜や膀胱膜，ヤギの腹膜などを用いた動物実験を繰り返し，1937年にThalheimerらは，透析膜に天然高分子であるセロファンチューブを用いて犬の透析実験に成功した。

　ヘパリンの発見：1918年にHowellらにより抗凝固作用を有する

> **ヘパリン**：分子量 16 000〜20 000 のムコ多糖類。抗凝固剤として用いられ，その機序はアンチトロンビンと結合して凝固第 Xa 活性およびトロンビン活性（IIa）を抑制する。

ヘパリンが発見された。

1.1.2 臨床応用の時代（1943〜1970年）

臨床に成功：1943 年にオランダ人医師 Willem. J. Kolff が初めて臨床で透析に成功した。ダイアライザには，セロファンチューブを回転ドラムに巻き付け，透析槽に浸す "Rotating drum kidney" が使用された（図 1.2）。その後，Twin coil 型や Kill が開発したセロファンを凹凸の平板に挟んだ平板型などが開発された。1950 年代には，戦争による外傷から急性腎不全に陥った兵士の救命に成功し，以来，血液透析の治療効果が世界的に認められた。しかし，慢性腎不全への応用は望めなかった。

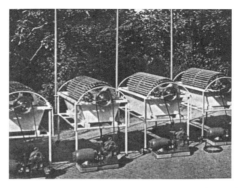

図 1.2　W. J. Kolff の Rotating drum kidney（1944 年）[2]

> **バスキュラーアクセス**：血液浄化法において，透析器や濾過器に血液を供給するため，体内から十分量の血液を取り出すために用いられる方法である。緊急時の場合には動脈への直接穿刺，カテーテル挿入がある。一方，慢性時の使用では，内シャント，グラフト，動脈の表在化がある。

バスキュラーアクセスの問題：1960 年に Scribner，Quinton らは，シリコンカニューレを動静脈に挿入連結した外シャントを開発し，Shaldon らは大腿動，静脈より挿入したカテーテルをバスキュラーアクセスに使用した。これにより慢性透析は可能となったが，外シャントは血栓，閉塞，感染など，大腿部カテーテルは歩行不可，感染などの問題点があった。1966 年に Cimino，Brescia らは，皮下動静脈瘻である内シャントを作成し，長期透析への道を拓いた。1967 年に Stewart は，中空糸型ダイアライザを開発し，小型で有効な透析面積が得られる今日のダイアライザの原型が形づくられた。

> **中空糸**：ホローファイバーとも呼ばれるストロー状の繊維で，側面に孔が空いている。現在使用されているダイアライザのほとんどがこの中空糸を用いたダイアライザで，中空糸の内側を血液が，外側を透析液が流れる。

1.1.3 多様化の時代（1971〜1980年）

尿毒素性物質とは何か：血液透析による長期生存が可能になると「尿毒素性物質とは何か」という問題が提起され，その同定が始ま

った。1971年にScribnerらのsquaremeter-hour仮説，Babbらの「中分子量物質領域にこそ真の尿毒素が存在する」という中分子量仮説が生まれた。実際同定されたのは，分子量568のグルクロン酸抱合体 Acidic Polyols（F. Brentano, N. K. Man）など，ごくわずかであった。

合成高分子膜の誕生：中分子量物質領域の除去という目的から，透析膜として膜孔径を操作しやすい合成高分子膜が開発された。ダイアライザのセルロース膜と合成高分子膜の共存は，1977年にCraddockらによって透析膜の生体適合性という概念を誕生させた。さらに合成高分子膜の製造技術はダイアライザにとどまらず，血液濾過膜，さらには血漿分離膜や吸着材料の開発へと発展した。

集中治療領域での腎不全治療：1977年にKramerらは，持続的動静脈血液濾過法を開発し，その後，持続緩徐な血液透析や血液透析濾過へと変遷し，今日の集中治療領域での腎不全治療へと発展した。

腹膜透析：1976年にPopovichらは，従来の間歇的腹膜透析を発展させた連続携行式腹膜透析を開発し，Oreopoulos, Nolphらにより臨床応用され，腎不全治療は在宅治療へと発展した。

1.1.4 血液浄化の時代へ（1981年以降）

β_2-ミクログロブリンの発見：1985年に下条らは，長期透析アミロイドーシスの原因物質であるβ_2-ミクログロブリン（β_2-MG：11,800 dalton）を発見した。このことは，従来の透析膜よりも膜孔径の大きい透水性の高いハイパフォーマンス膜ダイアライザを誕生させ，On-line血液透析濾過法も可能となった。一方で，透析液の清浄化が必至ともなってきた。

血漿交換療法：合成高分子の分離膜への応用は血液透析のダイアライザにとどまらず，薬物中毒や肝不全治療にも拡大した。1978年に山崎・井上らが腹水濾過器を血漿分離膜として使用し，その後，血漿分離膜の膜孔径が分子量分画サイズで製造が可能となり，阿岸らによって二重濾過血漿交換法へと発展した。

吸着療法：1964年にYatzidisは，腎不全患者に活性炭を使用した。また1966年にChangは，活性炭をコロジオン—アルブミンで被覆し生体適合性を向上させた。その後，吸着材料の開発と同時に吸着除去物質もターゲットが大きくなり，蛋白質や抗体，免疫複合

中分子量仮説：体内で産生される物質の中でも，生体に有害な作用をもたらす物質を尿毒素と呼ぶ。尿毒素は分子量500 dalton以下の小分子量領域にあると考えられていたが，Babb, Scribnerらにより「500～5,000 daltonの中分子量物質に真の尿毒素が存在する」という中分子量仮説が唱えられた。

膜孔径：血液浄化で使用される中空糸には孔が開いており，その大きさのこと。ターゲットとする物質の大きさによりさまざまな孔径のものがある。

間歇的腹膜透析（IPD：Intermitten Peritoneal Dialysis）

β_2-ミクログロブリン：99個のアミノ酸からなる蛋白質で糖鎖はない。通常は腎臓から排泄されるが，近位尿細管で99％が再吸収され，その後アミノ酸やオリゴペプタイドに異化される。

ハイパフォーマンス膜（HPM：High Performance Membrane）：生体適合性に優れ，高い透水性能と中分子量物質の高い透過性能をもつ血液浄化膜。

On-line：透析装置で作成した透析液を清浄化し，HDF, HF治療で用いる補充液として使用することをいう。これにより大量補充が可能となり，中分子量領域・低蛋白質領域の物質除去性能を向上させることができる。

> 低比重リポ蛋白質（LDL：Low Density Lipoprotein）
>
> **エンドトキシン**：グラム陰性桿菌が壊れて，その細胞壁の構成成分であるリポ多糖が遊離し，毒性を発揮する。体内に侵入した場合は発熱や血圧低下，重篤な場合にはショックを引き起こす。

体などの免疫吸着療法が誕生した。今日では，低比重リポ蛋白質，細菌由来のエンドトキシン，β_2-ミクログロブリンや白血球分画など，さまざまな病因および病因関連物質が吸着除去の対象となっている。

1.2 各種血液浄化法

血液透析（HD：Hemodialysis）

血液濾過（HF：Hemofiltration）

血液透析濾過（HDF：Hemodiafiltration）

持続的動静脈血液濾過法（CAVH：Continuous Arteriovenous Hemofiltration）

連続携行式腹膜透析（CAPD：Continuous Ambulatory Peritoneal Dialysis）

補充液：限外濾過を原理とする血液濾過や血液透析濾過に用いる電解質やアルカリ化剤の混合液。血液濾過や血液透析濾過で用いる。

血漿交換（PE：Plasma Exchange）

二重濾過血漿交換（DFPP：Double Filtration Plasma Pheresis）

吸着式血液浄化（血液吸着）（DHP：Direct Hemoperfusion）

血漿吸着（PA：Plasma Adsorption）

本邦で施行されている主な血液浄化法を表1.1に，また図1.3に血液透析を示す。

表1.1 主な血液浄化法

血液浄化法	医療材料・薬剤など	主な適応疾患
血液透析	ダイアライザ，透析液	腎不全
血液濾過	濾過フィルタ，補充液	腎不全
血液透析濾過	透析濾過フィルタ，透析液，補充液	腎不全
持続的動静脈血液濾過	血液ポンプや装置は不要	腎不全
連続携行式腹膜透析	腹膜や腹膜透析液	腎不全
血漿交換	血漿分離フィルタ，新鮮凍結血漿	肝不全，薬物中毒，多発性骨髄腫，マクログロブリン血症など
二重濾過血漿交換	血漿分離フィルタ2本，アルブミン溶液	免疫疾患，高脂血症，多発性骨髄腫，マクログロブリン血症など
吸着式血液浄化（血液吸着）	全血を吸着器に灌流	肝性昏睡，薬物中毒，エンドトキシン血症，潰瘍性大腸炎など
血漿吸着	血漿分離フィルタ，血漿吸着器	肝不全，免疫疾患，高脂血症など

血液透析をはじめとする多くの血液浄化は血液だけを浄化するのではなく，体液中の一部である血液を使って体液全体を浄化する方法である（図1.4）。したがって，体液全体を浄化するには，細胞外液，細胞内液にある老廃物が血液に移動するまでに時間を要する。

通常，慢性血液透析は血液流量（Q_b）200 ml/min，透析液流量（Q_d）500 ml/min の条件で，1回の透析治療を4時間，週3回施行

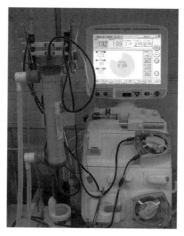

図 1.3　血液透析(HD)(口絵参照)

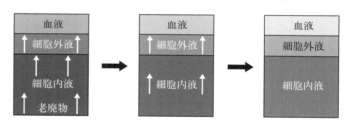

図 1.4　血液浄化の概念

する間歇的な治療方法である。

　前述した歴史的背景からもわかるように，いずれの血液浄化法も血液透析を基盤技術とした体外循環治療なので，血液透析をしっかりと理解してほしい。

　血液透析では，①老廃物の除去，②電解質の補正，③酸塩基平衡の是正，④余分な水分の除去を行い，尿生成に関する腎臓機能の一部を代行する。

　なお，腎臓は 24 時間/日稼働しているが慢性透析療法では 4 時間/回であり，1 週間でみると，腎臓は 24 時間×7 日＝168 時間，透析では 4 時間×3 回＝12 時間と，稼働時間に大きな違いがある。したがって，血液透析療法では体内に蓄積した老廃物や水分の除去を 1 週間単位で繰り返すことになる。

電解質：体液中には，Na^+・K^+・Ca^{2+}・Mg^{2+} などの陽イオン物質と Cl^-・HCO_3^- などの陰イオン物質が存在し，浸透圧維持や pH 調節，神経や筋肉の活動などに関与している。

課題

1. 体液量で血液，細胞外液，細胞内液のそれぞれの割合〔％〕を調べなさい。例えば，体重 50kg の人では，それぞれおよそ何リットルになるか。
2. 次の血液に関することについて調べなさい。
   1) 血清と血漿の違い。
   2) ヘマトクリット（Ht）とは何か。
   3) 血中尿素窒素（BUN）と尿素の違い。

参考文献

［1］ John J. Abel, Leonard G. Rowntree and B.B.turner『On the removal of diffusible substances from the circulating blood of living animals dialysis』The Journal of Pharmacology and Experimental Therapeutics, Vol.5, pp.275-317, 1913

［2］ Whllem J. Kolff『First Clonical Experience with the Artificial Kidney』Annals of Internal Medicine, Vol.62, No.3, pp.608-619, 1965

第2章

腎臓・腎不全・慢性腎臓病

2.1 腎臓

太古の昔，生命は海で始まり，水分や塩分が豊富にある環境で生命の営みを維持してきた。しかし，進化の過程で海から陸上へ移行した段階で，体の周りにある水分や塩分をなくし水中の浮力を失った。そこで，生命活動に必要な水分や塩分を維持するため，また，重力に打ち克つために骨格を発達させる必要が出てきた。特に進化を遂げる必要があったのは，腎臓と骨格のシステムである。

腎臓では塩分，水分を維持するという目的で，レニン―アンギオテンシン―アルドステロン系，バゾプレッシン系というホルモン系がそれぞれ発達し，腎尿細管で塩分や水分を再吸収して血圧を上げるというシステムが陸上生命体に組み込まれた。

抗重力作用として骨格を発達させるためには，日光により皮膚でビタミンDの合成を行い骨の強度を上げるとともに，腎臓でもビタミンDの活性化を行う作用が付加されたのかもしれない。

このように陸上に上がって水分や塩分を保持しつつ，重力に打ち克ちながら獲物を探して生命を維持するためには，より多くのエネルギーが必要であろう。そのためには赤血球を増やして活動性を上昇させる必要が出てくると推察される。そこで，造血ホルモンであるエリスロポエチンが必要になるわけである。

ヒトの胎生期には造血の場は肝臓であるが，生まれて子宮外環境に移行すれば，骨髄に造血の場が移行する。これも羊水という一種の海という環境から子宮外という陸上に上がる過程と考えると，生命の進化とも相同性が見出せる。

腎臓の主な働きは，尿をつくり体液の恒常性を維持することにある。糸球体での血液の濾過，尿細管での再吸収・分泌機構により，老廃物や水分の排泄，電解質の調節，酸塩基平衡の維持といった役割を果たしている。腎臓は，そのほか血圧上昇に関与するホルモン（レニン），赤血球造成を促進するホルモン（エリスロポエチン）の分泌やビタミンDの活性化など，内分泌臓器としての役割もある。

レニン：昇圧ホルモンの1つで，レニン―アンギオテンシン―アルドステロン系に作用して血圧を上昇させる。

ビタミンD：脂溶性ビタミンの1つで，肝臓でビタミンDの25位，腎臓で1α位が水酸化され，活性型ビタミン$D_3[1\alpha,25(OH)_2D_3]$（コレカルシフェロール）となる。活性型ビタミンDは腸からのカルシウムおよびリン酸の吸収を促進させる。

2.1.1　腎臓の構造

腎臓は脊椎の第12胸椎から第3腰椎の高さに位置し，後腹膜に左右1個ずつ存在する。右腎は肝臓が上にあるため，左腎よりやや低い位置に存在する。型はソラマメ型で重さは成人の場合で約120～150 g である。

腎臓は皮膜に覆われており，その皮膜下に広がる腎実質の外側を皮質，内側を髄質という。髄質は放射線状の外観を示し腎錐体と呼ばれる。錐体の先端は乳頭であり，腎盂に向かっている。

2.1.2　ネフロン各部位と機能

ネフロン：腎臓を構成する最小機能単位で糸球体と尿細管からなり，2つの腎臓にそれぞれ約100万個ある。

ネフロンとは腎臓を構成する組織の最小単位で，糸球体と尿細管からなり，1つの腎臓に約100万，両側の腎臓で約200万のネフロンがある（図2.1）。

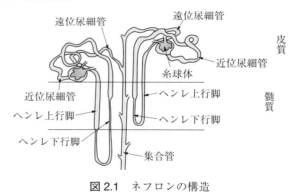

図2.1　ネフロンの構造

（1）糸球体

糸球体は毛細血管の糸玉状の塊でありボーマン嚢に包まれている。血液は輸入細動脈，糸球体を通って輸出細動脈から出ていくが，この間に血液が濾過される。糸球体は，毛細血管内皮細胞とその基底膜，それを取り囲む上皮細胞，内皮細胞をつなぐメサンギウム細胞の4つから構成されている。

内皮細胞は，毛細血管腔からボーマン嚢内腔へ血液物質が通過する最初の関門である。有窓性であり，窓状の孔（70～100 nm）が数多く開いているが，生理的な状態では血球（赤血球，白血球，血小板）は通過しない。また，内皮細胞は表面が陰性に荷電しており，毛細血管壁の荷電選択性に寄与している。

基底膜は内皮細胞と上皮細胞の間に存在する。この基底膜は糸球

体の透過性を規定する主役であり，荷電選択的障壁とサイズ選択的障壁の両方を形成している。基底膜は陰性に荷電しているので，つまり陽性電荷分子のほうが陰性電荷分子よりも通過しやすい（荷電選択的障壁）。また，3～4 nm の小孔からなる立体的網目構造も有するため，サイズ選択性としても機能している（サイズ選択的障壁）。

上皮細胞は足突起を伸ばしており，この足突起が基底膜を覆っている。足突起間の距離は 25～60 nm であり，この間隙は濾過間隙やスリット小孔と呼ばれ，濾過された血液物質が通過する際の障壁となる。

糸球体から濾過された濾液は原尿といい，その成分は血漿成分から蛋白質を除いたものとほとんど同じである。原尿はボーマン囊腔を経由して尿細管に流れ込む。この原尿生成のメカニズムは，透過選択性をもつ糸球体毛細血管係蹄壁からボーマン囊との間の圧勾配（濾過圧）によって，血漿成分がボーマン囊内に濾過される限外濾過である。この透過性は，「分子の大きさや分子量」，「分子の荷電状態」の両者により規定される。一般的には，水（分子量 18），尿素（分子量 60），Na（原子量 23），Cl（原子量 35.5），ブドウ糖（分子量 180）などの分子量 50,000 以下の物質は 100% 濾過されるが，それ以上の分子量では，陰性荷電の強い分子ほど濾過されにくい。陰性荷電の強いアルブミン（分子量 69 000）ではごく微量しか濾過されず，ほとんどが濾過されない。

糸球体濾過量（原尿量）は約 100 ml/min であり，1 日約 150 l となる。尿細管では濾過された尿の約 99% が再吸収されて，最終的には原尿量の約 1% が尿として排泄され，成人の尿量は約 1.5～1.8 l/日ぐらいである（図 2.2）。

尿を産生するには，糸球体においてある程度の圧力（糸球体濾過圧）が必要である。ボーマン囊静水圧 18 mmHg，糸球体毛細血管膠質浸透圧 32 mmHg の計 50 mmHg を超える圧力がないと糸球体濾過量は得られない。一般には動脈圧が 50 mmHg 以下になると有効な糸球体濾過圧が得られず，糸球体濾過が不可能となり尿が産生されない。一方，血圧が高値でも血管平滑筋の自動調節能により糸球体濾過量が増すことはない。つまり，腎臓には血流の自動調節能があり，動脈圧が 75 mmHg から 160 mmHg 程度まで大きく変動しても，糸球体濾過率の変動は数% 以内にとどまるようになってい

限外濾過（ECUM：Extra-corporeal Ultrafiltration Method）：血液透析では血液側に陽圧をかけるか，または透析液側に陰圧をかけることにより，血液側より膜孔より小さな溶質を含む水分が透析液側に移動する。この現象を限外濾過と言う。

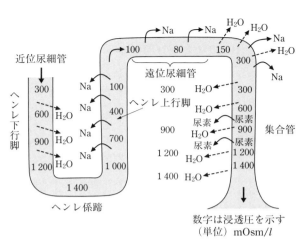

図 2.2 尿細管における水の再吸収機構

る。ここでいう動脈圧とは，腎糸球体かん流圧であることを考えれば平均動脈圧（MAP）とすれば理解しやすい。臨床で測定される収縮期血圧（SBP），拡張期血圧（DBP）を用いる場合は MAP＝DBP＋(SBP−DBP)/3 となる。

平均動脈圧（MAP：Mean Arterial Pressure）：通常血圧を測定する末梢の動脈では，脈拍が一定ならば次の式で近似できる。
平均動脈圧＝拡張期血圧＋(脈圧)/3
脈圧＝収縮期血圧−拡張期血圧

(2) 尿細管

糸球体から濾過された原尿は尿細管を通過していくうちに再吸収を受ける。水やナトリウムイオン（Na^+）は 99％，ブドウ糖は 100％再吸収される。また尿細管は分泌も行い，薬物，尿酸，カリウムイオン（K^+），水素イオン（H^+）などが分泌される（図 2.2）。

1) 近位尿細管

近位尿細管では，原尿のうち水や Na^+，クロールイオン（Cl^-）の 60％以上が血漿と同じ濃度で再吸収される。また，グルコース，アミノ酸など生体にとっての必須の溶質や K^+ がほとんど再吸収される。一方，尿素，クレアチニン（Cr）などの老廃物は再吸収されない。

多くの有機酸，H^+ や薬剤などが近位尿細管で分泌され，尿細管腔に出てくる。ここでの H^+ 分泌は，酸・塩基平衡の観点より重要である。近位尿細管細胞内では炭酸脱水素酵素の作用により，二酸化炭素（CO_2）と水（H_2O）からつくられた炭酸（H_2CO_3）が H^+ と重炭酸イオン（HCO_3^-）に解離して，H^+ は尿細管腔へ分泌される。分泌された H^+ は尿細管腔の HCO_3^- と反応して

$$H^+ + HCO_3^- \rightarrow H_2CO_3 \rightarrow CO_2 + H_2O$$

となり，CO_2 が尿細管の細胞内に入って HCO_3^- となるので，結局

H^+を分泌し，HCO_3^-を再吸収したことになる。

2）ヘンレ係蹄

ヘンレ係蹄はループ状で細い下行脚と太い上行脚からなる。このループの特異的形状により少ないエネルギーで効率よく尿の濃縮を行う。これを対向流系（Counter current system）という。ヘンレ下行脚では透水性が高く，Na^+の透過性は低い。

一方，ヘンレ上行脚ではNa^+ポンプの作用によりNa^+の透過性は高く，透水性はきわめて低い。また糸球体で濾過されたNa^+の約30％，水の15％が再吸収される。

3）遠位尿細管

遠位尿細管では水，Na^+，Ca^{2+}などを再吸収し，Na^+-K^+，Na^+-H^+交換ポンプによりK^+，H^+やアンモニウムイオン（NH_4^+）が分泌される。再吸収や分泌される物質は少ないが，尿中に排泄する物質の量を決定する重要な役割を担う。Na^+の再吸収は鉱質コルチコイド（アルドステロン）により，水の透過性は抗利尿ホルモンにより調節されている。

抗利尿ホルモン（ADH：Antidiuretic Hormone）

4）集合管

集合管では抗利尿ホルモン（ADH）により水の再吸収を行い，水の排泄量を最終調節する。尿素の透過性は高い。

2.1.3 腎臓の機能

(1) 排泄臓器としての機能

腎臓は代謝の結果生じた代謝産物や異物の排泄，水・電解質のバランス，体液の量・浸透圧，酸・塩基平衡の調節を行い，細胞の置かれている内部環境，つまり細胞外液を常に一定の状態に保っている。代謝産物のなかでも重要なのは，窒素代謝産物である。蛋白質を分解したアミノ酸には窒素（N）が含まれている。この窒素は主に尿素となり，クレアチニン，尿酸など，ほかの窒素含有代謝物とともに尿に排泄される。

浸透圧：半透膜を介して純水と膜を透過できない不透過溶質を含む液体があるとき，純水側から不透過溶質を含む溶液側へ溶媒である水の移動がおこる。この現象を浸透といい，これにより生じる圧力を浸透圧という。

腎血流量は800〜1 000 ml/minであり，心拍出量の約20％を占めている。腎臓に供給される多くの血流量は，体液の恒常性を保つために必要である。

(2) 内分泌臓器としての機能

1）レニン

レニンは，腎臓の輸入細動脈壁に存在する特殊な傍糸球体細胞か

アンギオテンシン変換酵素
（ACE：Angiotensin Converting Enzyme）

ら分泌されるホルモンであり，肝臓で産生され血中に分泌されたアンギオテンシノーゲンに作用して，アンギオテンシンIをつくる。アンギオテンシンIは肺毛細血管内皮細胞などに存在するアンギオテンシン変換酵素によりアンギオテンシンIIになる。アンギオテンシンIIは動脈壁の平滑筋を収縮させて血圧を上昇させるとともに，副腎皮質からアルドステロンの分泌を亢進させる。アルドステロンは遠位尿細管から集合管にかけて作用し Na^+ の再吸収を亢進させ，循環血液量を増加させて血圧を上昇させる。この系をレニン―アンギオテンシン―アルドステロン系といい，昇圧系として重要である。

2）エリスロポエチン

エリスロポエチンは，骨髄中の赤芽球前駆細胞（将来赤血球になる細胞）に作用し，赤血球への分化と増殖を促進する造血因子で，糖蛋白である。腎不全時の貧血の多くがエリスロポエチンの産生が低下したことによるもので，腎性貧血といわれる。近年，治療において遺伝子組換え技術によりつくられたヒトのエリスロポエチンが用いられている。

エリスロポエチン：赤血球産生を促進させる造血ホルモンである。ヒトのエリスロポエチンは分子量 34 000 の酸性の糖蛋白質である。主たる産生臓器は腎臓で，全体の80〜90%がつくられる。

3）ビタミンDの活性化

腎臓はビタミンDの活性化において重要な臓器である。紫外線により皮膚で生合成されたビタミンD，または食物から吸収されたビタミンDは肝臓で活性化され（25位の水酸化），さらに腎臓に運ばれ活性化を受け（1α位の水酸化），最終的に活性型ビタミンD（$1α, 25(OH)_2D_3$）となる（図 2.3，図 2.4）。

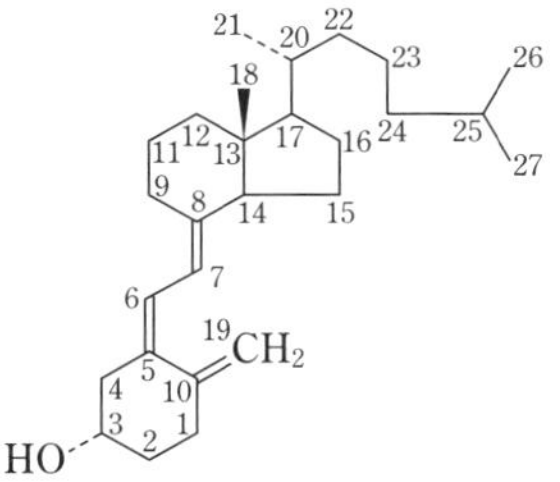

図 2.3　ビタミンD 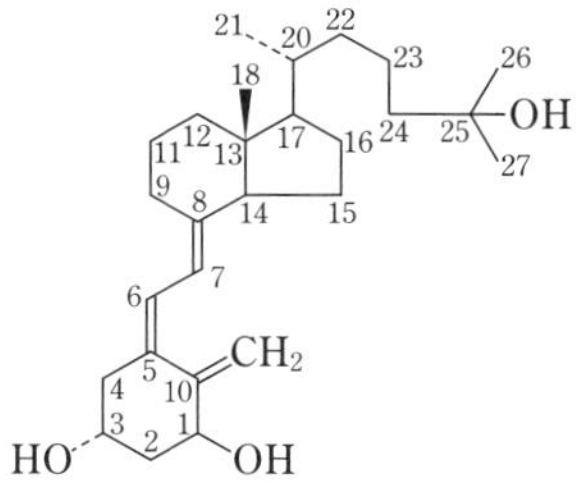　　図 2.4　$1α, 25(OH)_2D_3$

2.1 腎臓

2.2 腎不全

腎不全とは，腎臓の機能が低下し体内の老廃物を十分排泄できないなど，生体の内部環境の恒常性が保てなくなった状態をいう。腎不全には急性腎不全と慢性腎不全があり，原因となる疾患が異なる。

2.2.1 急性腎不全

急性腎不全（Acute Renal Failure）は数時間から数日間の経過で生じる急激な腎機能の低下と，それに随伴する高窒素血症を中心とした病態である。水・電解質異常，酸・塩基代謝異常を合併することが多い。最近は，軽微な腎機能低下を検知するために，Cr 0.3 mg/dl 以上の増加を急性腎障害（AKI：Acute Kdiney Injury）と表現される。急性腎不全よりも早期の腎障害を見つけて早めに対処することを目的として，AKI という概念が生まれてきた。発症の原因より，腎前性，腎性，腎後性の3つに大別できる（表2.1）。

腎前性急性腎不全とは，腎臓そのものには異常はないが，心拍出量や循環血液量の急激な減少により，腎血流量が減少して生じるものである。腎前性急性腎不全でも急性腎不全の状態が続けば，急性尿細管壊死に至り，腎性急性腎不全も合併することとなる。

腎性急性腎不全とは，腎臓そのものに対する障害が原因で急性腎不全となるものをいう。腎毒性物質や原発性腎疾患，そのほか全身疾患に伴う腎疾患も腎性急性腎不全を呈することがある。腎毒性物質には抗生物質，重金属などの外因性物質とミオグロビン，尿酸，カルシウムなどの内因性物質が存在する。

腎後性急性腎不全は尿路の閉塞による急性腎不全である。悪性腫瘍，尿路結石，前立腺肥大などによることが多い。原因の除去によって改善することが多く，診断には超音波検査（エコー）が有用である。

急性腎不全（ARF：Acute Renal Failure）

高窒素血症：腎不全により窒素含有老廃物が体内に蓄積した状態をいう。全身倦怠感や食欲不振，気分不良などの症状が現れる。

急性尿細管壊死（ATN：Acute Tubular Necrosis）：急性腎不全で高頻度にみられ，主に近位尿細管を中心とする尿細管の壊死や変性病変をいう。抗生物質や重金属など外因性腎毒性物質によるものと，ミオグロビンやカルシウムなど内因性腎毒性物質が原因となるものとがある。

うっ血性心不全：左心系の心機能低下により肺内血液量が増加する。空咳，呼吸困難，起坐呼吸，湿性ラ音の聴取，胸部X線写真上のうっ血像，肺水腫像を生ずる。

敗血症：細菌感染による全身性炎症反応症候群で，ショック・播腫性血管内血液凝固（DIC）・多臓器不全（MOF）などをおこし，重篤な場合は死に至る。

挫滅症候群：交通事故や災害などによって起こる横紋筋融解症の1つで，クラッシュ・シンドロームとも呼ばれる。血流障害に伴う骨格筋細胞の挫滅や壊死が急激に起こり，血流再開時に大量のカリウム・ミオグロビン・乳酸など筋細胞成分が血液を介して全身へと流れ，高カリウム血症による心室細動や心停止，ミオグロビンによる急性腎不全などを起こす。

溶血：血球成分が体外循環などの機械的要因や，細菌感染など生物的要因で破壊されること。主に赤血球破壊のことを指す。

血液尿素窒素（BUN：Blood Urea Nitrogen）：血液中の尿素窒素。尿素窒素とは蛋白質の最終代謝産物で，腎臓から排泄されるが再吸収もされる。

クレアチニン（Cr）：筋肉でクレアチンより産生される最終代謝産物で，腎臓で排泄され再吸収されない。腎機能評価の1つに用いられる。

肺水腫：肺うっ血の強い左心不全，毛細血管の透過性の異常に亢進した腎不全，強力な刺激物の吸入により生じる。血清が血管外に漏出して組織間液が増加，さらに肺胞内へと漏出した状態をいう。

表2.1　急性腎不全の発症原因

腎前性	体液量減少	脱水（熱傷，発汗，下痢など），出血など
	心拍出量低下	うっ血性心不全，心原性ショックなど
	末梢血管拡張	重症感染症，敗血症など
腎性	急性尿細管壊死 Acute tubular necrosis	腎毒性物質：抗生物質（アミノグリコシド系など） 　　　　　　抗がん剤（シスプラチンなど） 　　　　　　重金属（水銀，鉛，カドミウムなど） 　　　　　　造影剤，有機溶媒（四塩化炭素）など ミオグロビン：挫滅症候群 そのほか：溶血（ヘモグロビン尿症），高カルシウム血症など
腎後性	腎尿路の閉塞	結石，膀胱腫瘍，前立腺肥大，尿管閉塞

（1）臨床所見・症状

1）乏尿

急激な尿量低下は，急性腎不全発症を疑わせる重要な症状の1つである。1日の尿量が400 ml以下を乏尿といい，100 ml以下を無尿として区別する。ただし，乏尿を伴わずに急性腎不全を発症する場合もあり，この場合を非乏尿性急性腎不全といい，急性腎不全の2〜5割を占めるといわれている。

乏尿をきたす急性腎不全の場合では，乏尿が数日間から数週間持続する。腎機能が回復に向かう症例では乏尿期のあと，利尿期に入り1日数lもの尿量が得られることが多い。利尿期は数日続き，以後腎機能は1〜数ヶ月かかって徐々に回復するが，必ずしも発症前の腎機能まで回復するとは限らない。乏尿期が長いほど利尿期も長い。

2）高窒素血症

重要な検査所見として，血液尿素窒素，クレアチニンの上昇がある。非乏尿性急性腎不全の場合は，これらの検査値異常が特に重要な発見の契機となる。これらの値の上昇速度は，腎機能の低下の程度と蛋白異化の程度によって決まる。

3）水・電解質異常

腎不全の結果，水・ナトリウムが体内に蓄積し，体重増加，浮腫，高血圧，肺水腫をきたす。腎不全による肺水腫は，水分の貯留のため肺胞におけるガス交換が障害され，呼吸不全をきたし，尿毒症性肺（Uremic lung）とも呼ばれる。起坐呼吸（横になることができない）となり，動脈血酸素分圧（PaO$_2$）は著明に低下し，X線

像では肺門を中心に蝶が羽を広げたような陰影を呈し，蝶形陰影（Butterfly shadow）と呼ばれる。カリウムの排泄障害に，アシドーシスも加わり，高カリウム血症となる。高カリウム血症では，心電図でテント状T波が出現し，心室頻拍などの重篤な不整脈を誘発し，致命的となる。

4）酸・塩基平衡異常

アニオンギャップ（AG）の増加を伴う代謝性アシドーシスを起こす。体内で産生される酸が腎臓から排泄されにくくなり蓄積するため血漿 HCO_3^- が低下する。

$$AG = Na^+ - (Cl^- + HCO_3^-) \quad 正常値は 12 \pm 2\ mEq/l$$

> **アシドーシス**：血液の pH が 7.35 以下の酸性にある状態を言う。血中 HCO_3^- 濃度の低下による代謝性アシドーシスと血中 CO_2 分圧の上昇による呼吸性アシドーシスとがある。
>
> 心室頻拍（VT：Ventricukar Tachycardia）
>
> アニオンギャップ（AG：Anion Gap）

5）貧血，出血傾向

急性腎不全発症から1〜2週間以内に正球性正色素性貧血が出現する。腎臓におけるエリスロポエチン産生低下のためだが，赤血球寿命が120日と長いため，急性腎不全発症から貧血の出現まで時間差がある。そのほか貧血の原因として，血液希釈，溶血，消化管出血などがある。また，血小板の骨髄産生低下や機能低下などにより出血傾向を呈する。

6）消化器症状

食欲不振，嘔気，嘔吐，腹痛などの消化器症状が高頻度に認められ消化管出血も認められる。

7）心血管系の異常

高血圧，肺うっ血，心不全，心外膜炎（尿毒症性心外膜炎）など。

8）精神，神経系や筋肉の異常

全身倦怠感，昏迷，昏睡，筋痙攣など。

9）感染症

感染に対する抵抗性が低下し，敗血症，尿路感染症，肺炎などをきたしやすい。

(2) 治療

1）誘因の除去

腎前性の場合は，脱水や腎血流量の低下に対する輸液，また腎性の場合では腎毒性物質の除去，腎後性では尿路閉塞の原因を除去や泌尿器科的な処置（腎瘻）などがこれに相当する。腎性腎不全が疑われ，明らかな腎毒性物質が不明な場合は，原因疾患確定と治療方針決定のために腎生検を施行することもある。

2）栄養，輸液管理

　急性腎不全期では体が異化亢進状態にあり，急激に低栄養状態に陥いる。低栄養状態や尿毒症状態は創傷治癒の遷延，免疫能低下などを引き起こすため，積極的かつ適切な栄養管理は合併症を予防し，死亡率を低下させる。基礎代謝量と異化の程度を考慮して十分なカロリーを補給し，また，高窒素血症の増悪を防ぐため蛋白質は制限する。水分，ナトリウム，カリウムなども蓄積するので，飲水量は前日の尿量に応じて，食塩は3～6g/日とし，カリウムも摂取制限（生野菜や果物を控える）をする。基本的には栄養管理を優先し，必要であれば積極的に透析療法を施行すべきである。

3）合併症の治療

①心肺症状

　水，ナトリウムが体内に蓄積することで，体重増加，浮腫，高血圧，肺水腫をきたすが，これに対しループ利尿薬を投与する。尿量の増加が得られれば水，ナトリウムの管理は容易となる。ただし，腎前性の場合はまず腎血流量の増加をきたす処置をした後に，腎後性の場合は尿路閉塞の原因を除去した後に，利尿薬を投与する必要がある。利尿薬などによる水分管理で不十分な場合は透析療法が必要となる。尿毒症性心外膜炎を認めた際にも直ちに透析療法が必要である。

②高カリウム血症

　食事での管理が不可能なときにはイオン交換樹脂投与やグルコース・インスリン療法を行う。アシドーシスを伴っている場合は，重炭酸ナトリウムの投与によりアシドーシスの補正を行う。高カリウム血症による心電図変化が著明な場合は，心筋の膜安定化のためグルコン酸カルシウムの投与を行う。イオン交換樹脂以外の治療法は効果が一時的なため，引き続き透析療法が必要となる。

③アシドーシス

　重炭酸ナトリウムにて治療を行うが，ナトリウム含有量が多いため，投与には注意が必要である。

　精神・神経症状：痙攣，精神症状出現時は直ちに透析療法を行う。

　感染症：感染症は急性腎不全の主要な死因の1つである。抗生物質の中には腎排泄性のものが多く，投与量には注意が必要である。

異化：体内の物質を分解してエネルギーを取り出したり，不要物質を処理する過程を異化という。

重炭酸ナトリウム（$NaHCO_3$）：炭酸水素ナトリウムのことをいう。

④消化管出血

H₂ブロッカーやプロトンポンプインヒビターの投与を行う。程度が重篤な場合は，内視鏡的止血術や輸血を行う。特にH₂ブロッカーは腎排泄性で腎不全時には中枢神経症状などの副作用のため投与量に注意が必要である。輸血に関しても水分管理やカリウム値の上昇に注意が必要である。

> プロトンポンプインヒビター
> （PPI：Proton Pump Inhibiter）

4）透析療法

保存的治療で急性腎不全の管理が不可能な場合は透析療法を開始する。また，肺水腫，顕著な高カリウム血症，急速なアシドーシスの進行，うっ血性腎不全，尿毒症性心外膜炎，嘔気・嘔吐などの消化器症状，中枢神経症状，出血傾向などが出現した場合は，直ちに透析療法を開始する。外傷や手術後に発症した急性腎不全，合併症や異化亢進のある急性腎不全では，抗生物質投与や高カロリー補給のため，輸液スペースを確保する必要があり，時期を逸することなく透析療法を検討すべきと考えられる。ただし，早期の血液浄化がAKIの予後を改善するというエビデンスには乏しく病態，症状に応じて対処することが必要である。

課題

1. 尿素，Crの生合成について述べなさい。
   ―アミノ酸代謝を生化学的に調べること―
2. 高カリウム血症，低カリウム血症の心電図変化について調べなさい。
3. 重炭酸緩衝系からHenderson-Hasselbalchの式を導き，酸・塩基平衡について調べなさい。また，健常者の血液pH7.4を導きなさい。

> **Henderson-Hasselbalch の式**：弱酸から水素イオンが解離する状態とpHとの関係を示す式である。反応式 HA $\rightleftarrows$ H⁺＋A⁻ の平衡定数は，
> $$K = \frac{[H^+][A^+]}{[HA]}$$
> と表せる。両辺の対数をとり，
> $$pH = pK + \log\frac{[A^-]}{[HA]}$$
> となる。これをヘンダーソン・ハッセルバッハの式という。
>
> 慢性腎不全（CRF：Chronic Renal Failure）

2.2.2 慢性腎不全

慢性腎不全（Chronic Renal Failure）は，徐々にかつ不可逆的に腎機能の低下が進行する病態である。腎機能の低下がどの程度から慢性腎不全と呼ぶのか明確な基準はなく，一般的には糸球体濾過値で正常値の30％以下，血清クレアチニンで2.0 mg/dl 以上をいうことが多い。最近は慢性腎臓病CKDでGFR別のステージで表現することが多く，あまり表現として使われなくなってきた。

(1) 原因疾患

原発性腎疾患，全身疾患の腎障害，先天性腎疾患，腎感染症，薬剤などの腎毒性物質による腎障害，尿路閉塞疾患など，すべての腎疾患が慢性腎不全の原因となりうる（表2.2）。透析導入の原疾患は頻度の高い順から，糖尿病性腎症，慢性糸球体腎炎，腎硬化症，多発性嚢胞腎である。最近の傾向としては，導入透析患者の増加，高齢化，また導入原疾患として慢性糸球体腎炎の減少と糖尿病性腎症の増加がある。

表2.2 慢性腎不全の原因別分類

免疫反応	慢性糸球体腎炎，急速進行性糸球体腎炎，ネフローゼ症候群，ループス腎炎，Goodpasture症候群，妊娠腎など
代謝異常	糖尿病性腎症，痛風腎など
感染症	慢性腎盂腎炎，腎結核など
高血圧	悪性高血圧，良性高血圧の末期など
腎の発生・形態異常	嚢胞腎，腎形成不全など
その他	腎硬化症，Alport症候群など

(2) 臨床症状

慢性腎不全の症状は，緩徐に進行する腎機能の低下による代償不全の病態によるものである。これらの諸症状が出現した病態を尿毒症と呼ぶ。

①循環器症状：肺うっ血，肺水腫，うっ血性心不全，心嚢炎，高血圧
②精神神経症状：精神混濁，嗜眠，痙攣，頭痛
③消化器症状：嘔気，嘔吐，食欲不振，腹痛，便秘，下痢
④皮膚症状：皮膚の色素沈着，掻痒感
⑤電解質異常：希釈性低ナトリウム血症，高カリウム血症，低カルシウム血症，高リン血症など
⑥貧血：腎性貧血
⑦血液凝固異常：皮下出血，粘膜出血，消化管出血などの出血傾向
⑧骨代謝異常：腎性骨異栄養症
⑨糖代謝異常：耐糖能異常
⑩脂質代謝異常：高脂血症
⑪透析アミロイドーシス

透析アミロイドーシス：透析期間の長い患者に好発する透析合併症の1つ。血液中に増加したβ_2-ミクログロブリンが繊維化し，さまざまな臓器や組織に沈着して機能障害をおこす。骨関節に症状が現れるのが手根管症候群や骨嚢胞形成などである。

長期の透析患者に合併し，アミロイドが全身諸臓器に沈着する。糸球体濾過量の低下によってβ_2-ミクログロブリンが上昇し，アミロイドの前駆物質となる。手根管症候群や弾性手が代表的である。そのほか高窒素血症，アシドーシスも検査の所見上認められる。

> **手根管症候群**：アミロイド骨関節症の1つ。手根管にβ_2-ミクログロブリンが沈着し，正中神経を圧迫することにより，しびれ感や疼痛などの症状が現れる。

(3) 治療

1) 食事療法は低蛋白食が原則となる。
   ① 低蛋白：蛋白 0.6〜0.8 g/kg/日
   ② 高カロリー：25〜35 kcal/kg/日（ただし，血糖や肥満などの個々の状況に応じて）
   ③ カリウム制限（血清カリウムが 5.5 mEq/l 以上の場合）

2) 薬物療法

   腎不全自体を治療する薬物は存在しないが，腎不全によって起こるさまざまな病態を改善するために，以下のような薬物が使用される。

   水分過剰に対しての利尿薬，高血圧に対しての降圧薬，高リン血症に対してのリン吸着剤，高カリウム血症に対してのイオン交換樹脂，アシドーシスの改善のためのアルカリ化製剤，尿毒症物質を吸着するための活性炭製剤，腎性貧血に対してのエリスロポエチン製剤などがある。

3) 透析療法

   食事療法や薬物療法などの保存的治療が不可能な尿毒症期の病態が透析療法の適応となる。

(4) 腎疾患の病名について

腎疾患では，病態名，組織診断名（光学顕微鏡の所見に基づいた組織診断名，蛍光抗体染色に基づいた組織診断名，電子顕微鏡の所見に基づいた組織診断名），腎臓の障害される部位に基づいた病名などさまざまな病名が存在し，おのおのがさまざまな組み合わせをとるため，初学者の理解を困難にしている。

病態名とは，上述したような急性腎不全や慢性腎不全，またその他にはネフローゼ症候群，急速進行性糸球体腎炎といったように，病気の状態（病態）を表現したものであり，おのおのの病態名のなかにはさまざまな病名が具体的に存在する。

> 急速進行性糸球体腎炎（RPGN：Rapidly Progressive Glomerulonephritis）

1) ネフローゼ症候群

   高度の蛋白尿，低蛋白血症，浮腫，高脂血症を特徴とする症候群である。成人の診断基準は以下のとおりである。

①蛋白尿：1日3.5g以上の持続性蛋白尿
②低蛋白血症：血清総蛋白が6.0g/dl以下または血清アルブミンが3.0g/dl以下
③高脂血症：血清総コレステロールが250mg/dl以上
④浮腫

ただし，③，④は診断に必須ではない。

以上の診断基準を満たすものは，すべてネフローゼ症候群と診断される。その原因疾患はさまざまで，二群に分けられる。一方は腎臓自体の病変による一次性ネフローゼ症候群であり，他方は全身性疾患（全身に症状が現れる疾患）の一部分症状として腎臓に病変を認める二次性ネフローゼ症候群である。

前者は原発性糸球体疾患であり，後者には代謝性疾患（糖尿病，アミロイドーシス，粘液水腫など），膠原病（全身性エリテマトーデスなど），悪性腫瘍（多発性骨髄腫，悪性リンパ腫など），循環器疾患（腎静脈血栓症，収縮性心膜炎，うっ血性心不全など），腎毒性物質（水銀，金など），アレルゲン・薬剤（花粉，ハチ毒，ワクチン，ペニシラミン，非ステロイド性抗炎症剤），感染（肝炎，結核，梅毒，マラリアなど），そのほか遺伝性疾患や妊娠中毒症，移植など，さまざまなものが存在する。

非ステロイド性抗炎症剤（NSAIDs：Non-Steroidal Anti-Inflammatory Drugs）

2）原発性糸球体疾患

①微小変化群

光学顕微鏡で観察すると，糸球体にはほとんど異常が認められず，若年者で特に小児に多い。本疾患は感染の既往なしに，突然に高度の浮腫で発症する。血清IgEの高値を伴うことも多く，免疫異常の関与が考えられているが原因は不明である。治療にはステロイドホルモンが有効だが，再発も起こしやすい。

②巣状糸球体硬化症

LDL（Low Density Lipoprotein）：低密度リポタンパク質の略称。比重1.019～1.063の間に分離される血漿成分。LDLは，コレステロールとリン脂質の肝臓から末梢組織への輸送に関与する。

アフェレシス：血液中の病因関連物質を分離・除去すること。血漿交換療法，二重濾過血漿交換療法，血漿吸着療法，血液吸着療法，白血球除去療法がある。

光学顕微鏡で観察すると，大部分の糸球体は正常であるが，一部の糸球体（巣状と呼ぶ）の中の一部分（分節状と呼ぶ）に硬化や硝子化などの病変を認める。これらの病変をもつ糸球体は皮髄境界部の糸球体に多い。ステロイド治療に抵抗性であり，徐々に進行して10年の経過で約半数が腎不全に至るいわゆる難治性ネフローゼ症候群である。腎生検で病変をもった糸球体が採取されないと，微小変化群と判断されることもある。高度の高脂血症を伴うこともあり，そのような場合にはLDLアフェレシスにより，腎病変が改善

する症例も報告されている。

> **重要メモ**
> 一般に，LDLアフェレシスを施行するときは，事前に（1～2週間以上前に，また腎不全症例では約1ヶ月以上前に）アンギオテンシン変換酵素阻害薬を中止しておくことが必要である。

アンギオテンシン変換酵素阻害薬（ACEI：Angiotensin Converting Enzyme Inhibitor）

③増殖性糸球体腎炎

管内増殖性糸球体腎炎とは，メサンギウム細胞の増殖，増生，腫大した内皮細胞により，糸球体毛細血管腔は狭小化する。溶連菌感染後などの急性糸球体腎炎が有名である。

メサンギウム増殖性糸球体腎炎とは，メサンギウム細胞の増殖，メサンギウム基質の増加を認めるものであり，一般的にIgA腎症と非IgA腎症に分けられる。IgA腎症とは，光学顕微鏡でメサンギウム増殖を認め，かつ蛍光抗体染色でメサンギウム領域にIgAの沈着を伴うものをいう。

管外増殖性糸球体腎炎は，半月体をびまん性に認める腎炎である。病態としては急速進行性糸球体腎炎という経過をとることが多く，病因はさまざまである。

④膜性腎症

糸球体毛細血管基底膜の上皮側に免疫複合体が沈着して，それに対して基底膜の反応も起こり，糸球体基底膜がびまん性（一部ではなく，全体的にという意味）に肥厚して見えるもので，中高年に発症しやすく，発症は緩徐であることが多い。ステロイドホルモンによる治療は大部分が無効であるが，ネフローゼ症候群を呈する場合は投与されることも多い。日本人では，約1/3が自然寛解するとされているが，徐々に腎機能が低下し，腎不全に至るものもある。悪性腫瘍や種々の感染症に伴う膜性腎症もあり，注意が必要である。

⑤膜性増殖性糸球体腎炎

腎組織としては，特徴的なメサンギウム細胞の増殖と基底壁の肥厚を認める。それは持続的な低補体血症を伴い，ステロイドホルモンに抵抗性で，腎不全へと進行しやすい予後不良の難治性ネフローゼ症候群を呈しやすい。

以上に示した5つの疾患は主に光学顕微鏡による組織病変に基づいた病名である。

3）糖尿病性腎症

糖尿病が長期間持続すれば，多くの症例で腎障害を合併する。高血糖状態が持続することにより，糸球体過剰濾過，糸球体内高血圧，細胞外基質の産生亢進・分解低下，蛋白質の糖化などが起こり，基底膜の肥厚や蛋白透過性亢進が起こるとされている。

はじめはまったく症状がなく，腎機能の著明な亢進（GFRの上昇，これを糸球体過剰濾過という）が起こり，テープ法では検出できない微量のアルブミン尿が認められる。次に亢進していた腎機能も正常レベルに戻り，次第に蛋白尿を認める（この蛋白尿はテープ法で検出可能である）。さらに進行すると，腎機能の低下ならびに高血圧，多量の蛋白尿を伴い，ネフローゼ症候群を呈するようになる。最終的には末期腎不全となり，透析導入が必要となる。進行した糖尿病性腎症の組織像では，糸球体内に結節性病変やびまん性病変を認め，これらを糖尿病性糸球体硬化症と呼ぶ。治療としては，血糖と血圧のコントロールが非常に重要である。

糖尿病性腎症は上記のような典型的なものばかりではなく，蛋白尿／アルブミン尿があまり出ることがなく，GFRが低下することも多くみられ，腎硬化症がメインの病態と考えられている。このような非典型的な病態もふくめて，糖尿病が腎臓病に大きく影響を及ぼしている状態を総称して糖尿病性腎臓病（DKD：Diabetic Kidney Disease）と呼ばれるようになってきた。

4）ループス腎炎

全身性エリテマトーデス（SLE）に認められる腎障害の場合，糸球体，尿細管，間質，血管のどの部位にも病変が生じ，総称してループス腎炎といわれる。SLEは若い女性に好発する全身性疾患であり，次のような多様な症状や検査所見を呈する。それは皮膚症状（脱毛，日光過敏，顔面の蝶形紅斑），発熱，関節痛，レイノー症状，精神・神経症状（痙攣，頭痛，意識障害など），心膜炎，胸膜炎，腎障害などの症状が出現したり，血清補体価の低下，溶血性貧血（赤血球の低下），白血球・血小板の低下，また抗核抗体や抗DNA抗体などの自己抗体が出現したりする。

ループス腎炎の病変の主体である糸球体病変は多様であり，腎組織のみからは診断不可能で，上記の諸症状や検査所見から臨床的にSLEと診断されて初めて可能となる。現在，WHOの分類（2003年）が用いられている。

GFR（Glomerular Filtration Rate）：糸球体濾過率の略称。通常1分間当たりに糸球体からボーマン嚢に濾過される水分量（原尿の量）を示す。GFRは糸球体の機能をよく反映するので，腎機能の評価に用いられる。正常値は成人で110 ml/min。

全身性エリテマトーデス（SLE：Systemic Lupus Erythematosus）

WHO：World Health Organization，世界保健機関

ループス腎炎の臨床症状は多様で，無症候性蛋白尿・血尿，ネフローゼ症候群，急速進行性糸球体腎炎，慢性腎不全のどの病態も呈しうる。

5) 急速進行性糸球体腎炎

急速進行性糸球体腎炎（RPGN）は急激に発症し，血尿，蛋白尿，貧血および急速に進行する腎不全を呈する症候群である。潜在性に進行して，腎不全で発見されることもある。適切な治療が施されない場合には，数週から数ヶ月の経過で腎機能低下が進行し，末期腎不全に陥るという予後不良の疾患である。組織的には半月体を多く伴った半月体形成性腎炎を呈することが多い。また，肺出血を合併することもあり，その場合は特に予後不良となる。検査所見では，抗好中球細胞質抗体や抗糸球体基底膜抗体（抗GBM抗体）が陽性のこともある。抗GBM抗体が，糸球体基底膜と肺胞基底膜の両者と反応してRPGNと肺出血をきたす疾患をGoodpasture症候群という。

● 慢性透析導入のガイドライン

腎不全により慢性透析治療を施行する際には，腎機能検査値や臨床症状などに基づいた透析導入が必要となる。

本邦の透析導入のガイドラインとしては旧厚生省透析療法基準検討委員会の適応基準（1972年制定）が利用されてきた。このガイドラインでは臨床症状を重視しているにもかかわらず，Crクリアランス10 ml/min以下あるいは血清Cr 8 mg/dl以上という条件が最重要視されてきた点が問題であった。1991年の厚生科学研究にて慢性腎不全透析導入基準が制定された。ここでは臨床症状，腎機能，日常生活障害度の3項目にわけて点数化し，合計60点を越えれば透析導入と決めている。

慢性腎不全透析導入基準（1991年度厚生科学研究腎不全医療研究班）

I．臨床症状

体液貯留（全身性浮腫，高度の低蛋白血症，肺水腫）

体液異常（管理不能の電解質，酸塩基平衡異常）

消化器症状（悪心嘔吐，食欲不振，下痢など）

循環器症状（重篤な高血圧，心不全，心膜炎）

神経症状（中枢末梢神経障害，精神障害）

抗好中球細胞質抗体（ANCA：Anti-Neutrophil Cytoplasmic Autoantibody）

抗糸球体基底膜抗体（抗GBM抗体：Anti-Glomerular Basement Membrane Autoantibody）

クリアランス（ml/min）：血液中の溶質（例えばBUN，クレアチニンなど）の透過性を表したもので，溶質透過能を表す指標のこと。1分間あたりに透過した溶質の血液量で表される。

血液異常（高度の貧血症状，出血傾向）

視力障害（尿毒性網膜症，糖尿病網膜症）

これら1～7項目のうち3個以上のものを高度（30点），2個を中等度（20点），1個を軽度（10点）とする。

Ⅱ．腎機能

血清 Cr〔mg/dl〕（Cr クリアランス〔ml/min〕）点数

8 mg/dl 以上（10 ml/min 未満）30 点

5～8 mg/dl 未満（10～20 ml/min 未満）20 点

3～5 mg/dl 未満（20～30 未満）10 点

Ⅲ．日常生活障害度

尿毒症症状のため起床できないものを高度（30点）

日常生活が著しく制限されるものを中等度（20点）

通勤通学あるいは家庭内労働が困難となった場合を軽度（10点）

合計60点以上を透析導入とする。

なお，年少者（10歳未満），高齢者（65歳以上），全身性血管合併症のあるものについては10点を加算する。

● **本邦における透析療法の現況**

日本透析医学会統計調査委員会による"わが国の慢性透析療法の現況"が日本透析医学会HP[1]で見ることができる。

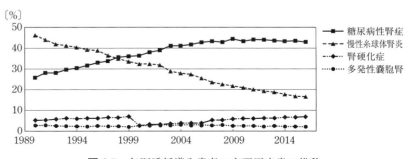

図 2.5　年別透析導入患者の主要原疾患の推移

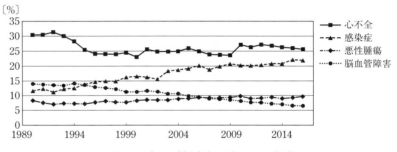

図 2.6　年別透析患者死亡原因の推移

2.3 慢性腎臓病

慢性腎臓病（CKD：Chronic Kidney Disease）

慢性腎臓病（CKD）の定義は，下記①，②のいずれかまたは両方が3ヶ月以上持続する状態のことをいう。

①蛋白尿（特に重視），画像診断，血液検査，病理などで腎障害の存在が明らかである。

② GFR が 60 ml/min/1.73 m^2 未満

＊日本人の GFR 推算式

$$\text{eGFR} \,[\text{m}l/\text{min}/1.73\,\text{m}^2] = 194 \times \text{Age}^{-0.287} \times \text{sCr}^{-1.094}$$

（女性は×0.739）

慢性腎不全は，一般的に血清 Cr 2.0 mg/dl 以上をいうことが多く，CKD は表 2.3 に示すステージ分類表のように腎機能による分類があるため，慢性腎不全が CKD のどのステージに対応するかはっきりさせることは困難であるが，一般的には CKD のステージ 4 や 5 程度を指すことになる。

末期腎不全（ESRD：End Stage Renal Disease）

世界的に末期腎不全による透析患者が増加している。今までの慢性腎不全という表現から，それを包括する CKD という表現がよく使われている。

表 2.3 CKD の重症度分類 （原因，GFR，蛋白尿・アルブミン尿により分類され，CGA 分類とされる）

病期ステージ	重症度の説明	進行度による分類 GFR〔ml/min/1.73 m^2〕
	ハイリスク群	≧90（CKD のリスクファクターを有する状態で）
1	腎障害は存在するが，GFR は正常または亢進	≧90
2	腎障害が存在し，GFR 軽度低下	60〜89
3	GFR 中等度低下	30〜59
4	GFR 高度低下	15〜29
5	腎不全	＜15

最近ではCKDから心臓病，脳卒中といった循環器合併症が生じやすく，生命予後にも大きな影響を与えているために，CKDの認識，それに伴う治療，生活習慣の改善は非常に重要である。

　CKDの重症度は，死亡，末期腎不全，心血管死亡発症のリスクを緑のステージを基準とすれば黄，橙，赤の順にステージが上がるほどリスクは上昇する。

　CKDハイリスク群とは，CKD発症の危険因子として，高齢，CKDの家族歴，過去の健診における尿異常や腎機能異常および腎形態異常，脂質異常症，高尿酸血症，非ステロイド系抗炎症剤類（NSAIDs）などの常用薬，急性腎不全の既往，高血圧，耐糖能異常や糖尿病，肥満およびメタボリックシンドローム，膠原病，感染症，尿路結石などがある。このようなCKDハイリスク群では，CKD発症前から高血圧，糖尿病などの治療や生活習慣改善を行い，CKD発症の予防が重要である。

課題

- 急速進行性糸球体腎炎，ネフローゼ症候群，ループス腎炎，Goodpasture症候群，糖尿病腎症，嚢胞腎，Alport症候群とは，どのような疾患か。その特徴的症状についてもまとめなさい。

参考文献

[1]　http://www.jsdt.or.jp/dialysis/2227.html

第3章
ダイアライザ

3.1 ダイアライザ

　ダイアライザ（Dialyzer）は半透膜からなる透析器で，薬事法による医療機器として取り扱われる。患者血液と直接に接触し，半透膜を介して血液中に溜まった老廃物や余剰な水分の除去を行うため，透析療法の中では中心的役割を担う生体材料である。生体材料であるダイアライザには目的機能性，生体安全性および生体適合性の条件が備わる。

　ダイアライザの歴史は，W. J. Kolff が木のドラムにセロファンチューブを 20 m ほど巻きつけたドラム型ダイアライザに始まる。その後，さまざまな工夫がなされ，1956 年にディスポーザブル化したコイル型ダイアライザへと発展した。コイル型ダイアライザは 1 枚の透析膜からなるため，膜破損により血液の大量失血のリスクが高く，また限外濾過により膜内で圧力分布が生じ，限外濾過の制御がしにくいという欠点を有していた。1960 年に Kiil がセロファンを平板に挟んだ平板型のダイアライザを開発し，積層型ダイアライザの原型となるものである。1964 年 Stewart により，さらなる小型化，性能向上に向けて中空糸を用いたダイアライザが開発され，小型で有効な透析面積が得られる現在の中空糸型ダイアライザの原型が形づくられた。今日では，中空糸型ダイアライザの透析膜にはさまざまな高分子膜が用いられ，物質透過性や透水性，膜孔径の大きさや孔径の形状などに改良が加わり，多様なダイアライザが誕生している。

　ダイアライザを使用する際には，ダイアライザの血液側と血液回路を接続し，生理食塩液で流量 50～100 ml/min，一般に 1 000 ml を洗浄・充填している。この操作をプライミングといい，透析開始の準備とする。また，近年では逆濾過透析液を利用した自動プライミング機能を備えた透析装置も普及している。

3.2 ダイアライザの構造

半透膜：孔の開いた薄い膜で，膜孔より小さい溶質は通過でき大きい溶質は通過できない。この孔の大きさと溶質のサイズにより物質通過が決まる。このような構造の膜を半透膜という。

ダイアライザの基本構造は，半透膜とこれを支持する構造からなる。ダイアライザは大別すると，コイル型，積層型と中空糸型の3種類がある（図3.1）。

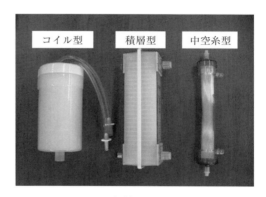

図3.1　各種ダイアライザ

3.2.1　コイル型ダイアライザ

コイル型ダイアライザは，図3.2に示すように半透膜を袋状にしてメッシュ状の合成樹脂とともに巻いたもので，血液透析が臨床応用された当初から使用されていたが，現在では使用されていない。

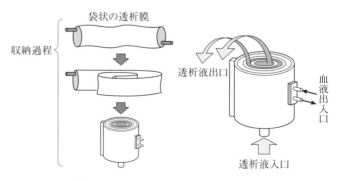

図3.2　コイル型ダイアライザの構造

3.2.2 積層型ダイアライザ

積層型ダイアライザは，図3.3に示すように平板状の半透膜と支持板とを1枚おきに重ね多重にしたもので，膜厚を薄くでき，血液の内部抵抗が少ないのが特徴である。現在では一部のダイアライザのみ使用されている。

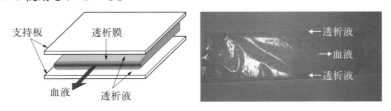

図3.3 積層型ダイアライザの構造

3.2.3 中空糸型ダイアライザ

中空糸型ダイアライザは，図3.4に示すように中空糸繊維を8 000～10 000本を束ねたもので，総面積は0.5～2.0 m^{2}である。中空糸繊維はストローのように中が空洞になっており，しかも側面に小さな穴が空いている半透膜である。中空糸繊維の直径は約180～200 μm，膜厚はセルロース系膜では6～10 μm，合成高分子系膜では20～30 μmが主流である。また膜の耐圧は500 mmHgである。

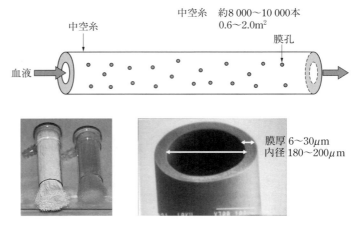

図3.4 中空糸型ダイアライザの構造（口絵参照）

3.3 ダイアライザの機能性

ダイアライザには溶質と水分を透過させる2つの機能がある。溶質透過は体内の老廃物の除去や電解質の補正を，水分透過は体内の余分な水分の除去を行う。つまりダイアライザは尿生成の役割を代行する。

3.3.1 拡散による物質移動

ダイアライザの機能である溶質透過については拡散が駆動力となる。拡散の原理は濃度勾配にあり，血液と透析液が半透膜を介して接し，両者間の濃度差により物質が移動する（図3.5）。

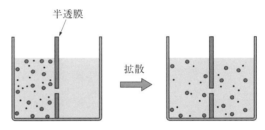

図3.5 拡散の溶質移動

一般に溶質の拡散はFickの法則に従う。

溶液中で溶質が自由拡散するとき，拡散の起こる方向に垂直な断面Aを通って単位時間に通過する溶質の量dnは，拡散方向への溶質の濃度勾配dc/dx（x方向のみの拡散を考える）に比例する。

$$dn = -D \cdot A \left(\frac{dc}{dx}\right) dt$$

D：拡散係数〔cm^2/sec〕

血液透析での拡散もFickの法則に従うが，透析膜を介した拡散なので透析膜の要因が入る。濃度勾配dc/dxを血液側（C_b）と透析液側（C_d）の両面の膜内における濃度差$C_b - C_d$〔g/cm^3〕と膜厚で表わしたとき，溶質の膜を通過する速度$\dot{m}$〔g/sec〕はFickの法則に当てはめてみると，

$$\dot{m} = -D \cdot A_1 \frac{C_b - C_d}{Z_M}$$

A_1：透析膜面積〔m²〕，Z_M：膜厚〔μm〕

ここで拡散係数は，分子量の小さい物質ほど大きくなる。

したがって，透析膜を介する物質 m の透過速度は，①拡散係数が大きいほど，すなわち分子量の小さい物質ほど，②血液側と透析液側の濃度差が大きいほど，③膜面積が大きく，膜厚が薄いほど，その速度は速くなる。

これらを血液透析に置き換えて表現すると，①血中老廃物の分子量が小さいほど，②血中濃度が高いほど，③ダイアライザ膜面積が大きくて，薄い膜ほど物質を速く除去できる。

● **総括物質移動係数**（図3.6）

物質の移動のしやすさを表すのが物質移動係数（k）である。拡散による物質移動のしやすさは，その濃度差による。透析のように膜を介した物質移動では，血液側の濃度の高いところから透析液側に物質が移動するが，その際，血液側と透析液側の両側近傍に流れが滞留し物質移動の抵抗となる。これが境膜という考えで，血液，透析液の流れが遅いほど，それぞれの境膜は厚くなる。つまり，血液や透析液は透析膜表面に近いほど流体速度が遅い速度分布を形成し（境膜），速度分布に伴い濃度分布も形成され物質移動の抵抗となる（境膜抵抗）。このように透析膜を介した物質移動では，血液側境膜物質移動抵抗，膜内抵抗，透析液側境膜物質移動抵抗の3つの物質移動抵抗を受けることになる。

溶質が血液側から透析液側に移動するときに受ける全移動抵抗 R は3つの移動抵抗の総和で表される。

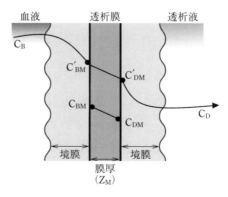

図3.6 物質移動と透析膜，境膜の関係

$$R = R_B + R_M + R_D \tag{3.1}$$

R_B, R_D：血液側，透析液側の境膜物質移動抵抗，R_M：透析膜内物質移動抵抗

いま血液中の物質 A の血液側境膜における物質移動速度 V_B は，

$$V_B = k_B(C_B - C'_{BM})$$

となる。

C_B：血液側濃度，C'_{BM}：血液側からみた膜面溶質濃度

透析膜内を通過する物質移動速度 V_M は，

$$V_M = P_M(C_{BM} - C_{DM}) = \alpha P_M(C'_{BM} - C'_{DM}) = \frac{\alpha D}{Z_M}(C'_{BM} - C'_{DM})$$

D：拡散係数〔cm²/s〕，Z_M：膜厚，P_M：膜内物質移動係数〔cm/s〕

C'_{BM}：血液からみた膜面溶質濃度，C_{BM}：膜内部からみた血液側膜面濃度，C_{DM}：膜内部からみた透析液側膜面濃度，C'_{DM}：透析液からみた膜面溶質濃度

C_{BM}, C_{DM} は膜内の濃度のため実際に測定はできないので，膜分配係数 α を用いる。

$$\alpha = \frac{C_{BM}}{C'_{BM}} = \frac{C_{DM}}{C'_{DM}}$$

物質 A の透析液側境膜における物質移動速度 V_D は，

$$V_D = k_D(C'_{DM} - C_D)$$

となる。

物質 A が透析膜に吸着されない限り通過速度は等しいので，膜の単位面積当たりの移動速度 V は，

$$V = V_B = V_M = V_D$$

であり，

$$V = k_B(C_B - C'_{BM}) = P_M(C_{BM} - C_{DM}) = k_D(C'_{DM} - C_D)$$

となる。

ここで，$C_B - C_D$ が物質移動の推進力とし，K を総括物質移動係数とすると，$V = K(C_B - C_D)$ と表すことができる。

$$\frac{V}{K} = C_B - C_D = \frac{V_B}{k_B} + \frac{V_M}{\alpha P_M} + \frac{V_D}{k_D} \text{ より，}$$

$$\frac{1}{K} = \frac{1}{k_B} + \frac{1}{\alpha P_M} + \frac{1}{k_D} \tag{3.2}$$

それぞれの物質移動係数の逆数は抵抗を意味しており，それらの和である全抵抗は総括物質移動係数の逆数に等しいことがわかる。すなわち，式 (3.1) と式 (3.2) が等しいことがわかる。

拡散による物質の移動のしやすさは，その濃度差に比例する。血液側から透析液側への移動のしやすさを総括物質移動係数とすると，総括物質移動係数 K に面積 A_0 をかけたものに（$K \cdot A_0$），血液側と透析液側の濃度差 ΔC をかけると（$K \cdot A_0 \cdot \Delta C$），単位時間あたりの物質の移動速度 $\dot{m}$ が求まる。

$$\dot{m} = K \,[\mathrm{cm/min}] \cdot A_0 \,[\mathrm{cm}^2] \cdot \Delta C \,[\mathrm{mg/cm}^3]$$
$$= K \cdot A_0 \cdot \Delta C \,[\mathrm{mg/min}]$$

また，$K \cdot A_0$ は総括物質移動面積係数〔$\mathrm{cm}^3/\mathrm{min} = \mathrm{m}l/\mathrm{min}$〕と呼ばれ〔$\mathrm{m}l/\mathrm{min}$〕，クリアランス〔$\mathrm{m}l/\mathrm{min}$〕と同じ単位となる。したがって，総括物質移動係数 K は血液流量，透析液流量に影響を受ける k_B と k_D を含む値であり，総括物質移動面積係数 $K \cdot A_0$ は，クリアランス同様，血液流量，透析液流量に依存する値となる。

3.3.2 クリアランス

一般に臨床で用いられるダイアライザの溶質透過性能はクリアランス（CL）で表される。

まず腎臓のクリアランスについて説明する。いま単位時間当たりの尿量を V〔$\mathrm{m}l$〕（通常は1分間当たりの尿量〔$\mathrm{m}l/\mathrm{min}$〕），ある物質の尿中濃度 U〔$\mathrm{mg/d}l$〕，物質の血中濃度 P〔$\mathrm{mg/d}l$〕とすると，

$$CL \,[\mathrm{m}l/\mathrm{min}] = \frac{U \times V}{P}$$

これは1分間当たり尿中に出てきた物質量〔$\mathrm{mg/min}$〕は，血中では何 $\mathrm{m}l$ 中に存在していたかを表す。すなわち1分間当たり血液何 $\mathrm{m}l$ を浄化できるかという概念である。

問題3.1

血清 Cr 濃度 0.9 mg/dl，尿中 Cr 濃度 80 mg/dl，1日の尿量 1 800 ml であった。このときの Cr クリアランスはいくらか。

ダイアライザのクリアランスも同様で，1分間当たり血液何 ml を浄化できるかという概念である。ここでは，限外濾過量〔$\mathrm{m}l/\mathrm{min}$〕がある場合とない場合に分けて示す。

(1) 限外濾過量 =0 のとき

$$CL = \frac{A-V}{A} \times Q_b$$

Q_b：血液流量〔ml/min〕，A：ダイアライザ入口血中濃度〔mg/dl〕，V：ダイアライザ出口血中濃度〔mg/dl〕

(2) 限外濾過量 $\neq 0$ のとき

$$CL = \frac{A-V}{A} \times Q_{bo} + Q_f$$

または

$$CL = \frac{AQ_{bi} - VQ_{bo}}{A}$$

Q_f：限外濾過量〔ml/min〕，Q_{bi}：ダイアライザ入口側血液流量〔ml/min〕，$Q_{bo} = (Q_{bi} - Q_f)$：ダイアライザ出口側血液流量〔ml/min〕

ダイアライザのクリアランスは，1分間当たりダイアライザを通過する血液量〔ml〕のうち，何mlを浄化できるかということになる。したがって，ダイアライザのクリアランスは血液流量を超えることはない（図3.7）。

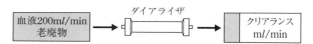

図3.7 HDにおけるクリアランスの概念

問題3.2

血液流量200 ml/min，透析液流量500 ml/minで血液透析を施行している。ダイアライザ入口側血中Cr濃度14 mg/dl，ダイアライザ出口側血中Cr濃度3 mg/dlであった。次の条件でのダイアライザのCrクリアランスはいくらか。
(1) 限外濾過量 $= 0$ のとき
(2) 限外濾過量 $= 600$ ml/h のとき

単位時間当たりダイアライザによって血液から除去された物質量〔mg〕は，透析膜に吸着されない限り，血液側より除去された量＝透析液側に出てきた量＝血液より除去される量が成り立つ。数式で表すと次式のようになる。

$$Q_{bi} \times A - Q_{bo} \times V = C_{do} \times Q_{do} - C_{di} \times Q_{di} = A \times CL \text{〔mg/min〕}$$

C_{do}：透析液出口側の物質濃度〔mg/dl〕，C_{di}：透析液入口側の物質濃度〔mg/dl〕，Q_{do}：透析液出口側の流量 $(Q_{di} + Q_f)$〔ml/min〕，CL：クリアランス

したがって，ダイアライザのクリアランスは血液側からも測定できるし，透析液側からも測定できる。

> **問題3.3**
>
> 血液流量 200 ml/min，透析液流量 500 ml/min，限外濾過量 900 ml/h で血液透析を施行している。ダイアライザ入口側血液濃度 Cr 値 10 mg/dl，透析液出口側 Cr 濃度 3.1 mg/dl としたとき，このダイアライザのクリアランスはいくらか。また，ダイアライザ出口側血液濃度 Cr 値はいくらか。

ダイアリザンス（ml/min）: 血液中に含まれ，透析液中にも含まれる溶質（例えばナトリウム，カリウムなど）の透過性を表したもので，臨床で用いられるダイアライザの溶質透過能を表す性能指標の1つ。

(3) ダイアリザンス

クリアランスはナトリウムやカリウムなどの透析液に含まれる電解質などには当てはまらず，透析液中の物質を扱う際に用いられる。

$$ダイアリザンス = \frac{A-V}{A-C_{di}} \times Q_b \ [\mathrm{ml/min}]$$

C_{di}：ダイアライザ入口側透析液の物質濃度

ダイアリザンスは主に電解質に対するダイアライザの機能評価に用いられる。

3.3.3　対向流

ダイアライザ内では血液の流れる方向と透析液の流れる方向は逆向きにする。これを対向流（Counter current）という。ダイアライザという限られたスペースの中では，より効率良く拡散による物質除去を行う必要がある。

3.3.4　Kt/V

Kt/V： 標準化透析量あるいは至適透析とも呼ばれ，1回の透析治療で総体液量がどの程度浄化されたかを表したもの。$Kt/V=1$とは，老廃物の貯まった体液をすべて浄化することを意味する。K：クリアランス，t：時間，V：体液量

ヒトの体液量： ヒトの標準的体液量は，体重×0.6で表される。

ここではクリアランスを使って透析治療量を考える。あるダイアライザのクリアランスが 160 ml/min とすると，1分間で 160 ml の血液を浄化する能力があり，1時間では 9 600 ml の血液を浄化することになる。例えば体重 60 kg のヒトの体液量は 60×0.6＝36 l＝36 000 ml で，すべての体液をこのダイアライザで浄化するために要する時間は 36 000 ml÷160 ml/min＝225 min。つまり3時間45分となる。Kをダイアライザのクリアランス，tを時間〔min〕，Vを体液量〔ml〕としたとき，$K \times t$はt時間当たりに浄化できる体

液量，つまり透析治療量である。したがって，$Kt/V=1$ は，老廃物の溜まった体液をすべて浄化することを意味する。1回の透析治療で体液全体を浄化することが望ましく，$Kt/V≧1$ は今日の臨床サイドで広く用いられている指標であり，至適透析あるいは標準化透析といわれる。生命予後の観点から，理想的には $Kt/V≧1.4～1.6$ 以上とされている。

体内からの溶質除去動態を定量的に示す数理モデルとしてコンパートメントモデルがあり，尿素などの小分子量物質は1コンパートメントモデルが適応される。この場合，一次速度による消失を考えればよい。いまある時点での体内中の物質量を X 〔mg〕とすると，

$$\frac{dx}{dt} = -kx$$

より，初期時の物質体内量を X_0 とすると，

$$X = X_0 \cdot e^{-kt}$$

k：一次速度消失定数

ここで X を血中濃度 C に置き換え，体液量が不変，血液透析中に溶質の産生がないとするならば，

$$k = CL/V$$

より，

$$\log_e \frac{C_0}{C} = CL \cdot \frac{t}{V}$$

となる。C を透析後の BUN 濃度，C_0 を透析前の BUN 濃度，CL を K に戻すと，

$$\log_e \frac{透析前の BUN 値}{透析後の BUN 値} = \frac{Kt}{V}$$

となる。すなわち，透析前後の血中 BUN 値から Kt/V が推測できる。

一般的にみると，HD 中の血液中物質濃度（C）の推移は，

$$C = C_0 \times e^{-Kt} = C_0 \times e^{-CLt/V}$$

と表示でき，HD 中の透析液廃液中物質濃度（C_{do}）の推移は，

$$C \cdot CL = C_{do} \times Q_{do}$$

より，

$$C_{do} = CL \cdot \frac{C_0}{Q_{do}} \times e^{-Kt} = CL \cdot \frac{C_0}{Q_{do}} \times e^{-CLt/V}$$

となる。

> **問題3.4**
>
> 体重 50 kg の人が尿素クリアランス 180 ml/min のダイアライザを用いて HD を施行している。ただし，体液量は体重の 60% とし HD 中は不変とする。
> (1) $Kt/V=1.2$ を目指すなら，HD は何時間かかるか。
> (2) HD 前 BUN 値 100 mg/dl が BUN 値 25 mg/dl となるにはどれぐらいの時を要するか。なお，HD 中の BUN 産生量はないものとする。また，$\log_e 2=0.693$ とする。

3.3.5 マスバランスエラー

クリアランス値は血液流量，透析液流量の誤差がその値に大きく影響を及ぼすため，クリアランス測定にあたってはマスバランスエラーを測定し，その値が ±5% 以内でなければならない。

マスバランスエラー：データ精度のことで，ダイアライザのクリアランスを測定する場合，血液流量や透析液流量の誤差がその値に大きく影響を及ぼす。クリアランスを測定する場合などはマスバランスエラーを測定し評価を行う。

$$\text{マスバランスエラー}[\%] = \frac{\text{mass in} - \text{mass out}}{\text{mass in}} \times 100$$

mass in $= A \cdot Q_{bi} - V \cdot Q_{bo}$, mass out $= C_{do} \cdot Q_{do} - C_{di} \cdot Q_{di}$

C_{di}：透析液入口濃度，C_{do}：透析液出口濃度，Q_{di}：透析液入口流量，Q_{do}：透析液出口流量

3.3.6 膜間圧力差

膜間圧力差（TMP：Transmembrane Pressure）：透析膜内側（血液）と外側（透析液）の圧力較差を表す。

$$\text{TMP}[\text{mmHg}] = \frac{P_A + P_V}{2} - \frac{P_{Di} + P_{Do}}{2}$$

P_A：ダイアライザ血液入口圧力，P_V：ダイアライザ血液出口圧力，P_{Di}：ダイアライザ透析液入口圧力，P_{Do}：ダイアライザ透析液出口圧力

透析膜にかかる圧力は，血液側の圧力と透析液側の圧力を考えなければならない。今日の透析機は，陰圧タイプの除水機構を有するので，膜間圧力差は血液側圧力から陰圧を引く，すなわち血液側圧力の平均値に透析液側圧力の平均値を加えた値となる。ただし，透析液圧が陽圧の場合は，そのまま血液側圧力から引くことになる。

- **限外濾過量**

限外濾過量はダイアライザから出る透水量をいう。血液はダイアライザの中空糸の中を通り抜けるため，膜には血液側から外（透析液側）に向かって圧力がかかる（陽圧）。もう1つは，ダイアライ

限外濾過率（UFR：Ultrafiltration Rate）：ダイアライザの透水性能を表す。1時間に1mmHgの圧力が加わったときに何mlの濾液が得られるかを表したもの。ml/mmHg/h

ザには透析液が流れているが，この透析液側から膜に圧力をかけることができる（陰圧）。

ダイアライザの透水性能を限外濾過率で表す。単位は〔ml/mmHg/h〕。1時間に1mmHgの圧力が膜にかかったときに何mlの濾液が出るかという概念である。UFRが10のダイアライザとは，膜に1mmHgの圧力が加わるとき，1時間で10mlの濾液を出すダイアライザということになる。

問題3.5

体重60kgの患者が血液透析を施行している。血液透析中の各圧力モニターは P_A：60 mmHg，P_V：40 mmHg，P_{Di}：40 mmHg，P_{Do}：−20 mmHgを示していた。血液透析開始から4時間後の体重が57.2 kgになった。このときのTMPおよびUFRはいくらか。ただし，血液透析中の各圧力は不変とする。

Lp：濾過係数

3.3.7 濾過係数

$$Lp = \frac{\mathrm{UFR}}{A}$$

A：ダイアライザ膜面積

濾過係数（Lp）はダイアライザ単位面積当たりの限外濾過率（UFR）と考えればよい。この値は，ほかのダイアライザの透水性能を比較する際に単位面積当たりで比較する指標である。

問題3.6

問題3.5でのダイアライザ膜面積が1.5 m²であるとき，濾過係数を求めよ。

問題3.7

体重 50 kg の患者が UFR10 のダイアライザを用いて血液透析を施行している。血液流量 200 ml/min, 透析液流量 500 ml/min, 動脈側 Cr 濃度 10 mg/dl, 静脈側 Cr 濃度 3 mg/dl, P_A：70 mmHg, P_V：30 mmHg, P_{Di}：+10 mmHg, P_{Do}：−30 mmHg であった。透析中の圧力は不変とする。
(1) この条件で4時間後の患者体重はいくらになるか。
(2) このダイアライザのクリアランスはいくらか。
(3) 透析液ダイアライザ出口側 Cr 濃度（C_{Do}）はいくらか。

3.3.8 イーカム

イーカム（ECUM：Extra Corporeal Ultrafiltration Method）：体外循環法により過剰になった水分（溶質も含む）を除去する方法をいう。血液中の溶質と組織間液・細胞外液内の溶質との間でほとんど濃度差が生じないため、循環動態は安定する。

イーカムとはダイアライザに血液を灌流させ、陽圧または陰圧の限外濾過をかけて濾液を得る方法をいう。血液透析中では、透析液を止めて除水目的に使用する方法である。臨床では血圧低下防止を期待して除水のみを行う。

イーカムの利点は、透析液を流さないのでダイアライザ内では拡散が起こらず、血液中の物質除去がないために血液浸透圧の低下を防ぐことである。すなわち、血液と細胞外液との浸透圧差をなくし、細胞外への水分の移行を防止する。ダイアライザからの濾過液浸透圧は血清浸透圧とほぼ同等である。

問題3.8

UFR8 のダイアライザを用いて、Q_b：200 ml/min でイーカムを施行している。P_A：100 mmHg, P_V：60 mmHg であった。2時間後は何 ml の濾液が得られるか。

3.3.9 ダイアライザで溶質除去の指標とされる物質

表3.1に溶質除去の指標とされる物質を示す。

表 3.1

低分子量物質 (500 dalton 以下)		中分子量物質 (500〜5 200 dalton)		高分子量物質 (5 200 dalton より上)	
尿素	60	ビタミン B_{12}	1 355	β_2-ミクログロブリン	11 800
クレアチニン	113	イヌリン	5 200	レチノール結合蛋白	22 000
尿酸	168			α_1-ミクログロブリン	33 000
ブドウ糖	180			アルブミン	66 000
				ヘモグロビン	68 000

3.3.10 ダイアライザの機能分類

ダイアライザを含む血液浄化器の分類と特徴を表3.2, 表3.3に示す。

表 3.2

		血液透析器				血液透析濾過器	血液濾過器
		アルブミン ふるい係数 (BCG 法)		S型	特定積層型		
		<0.03	0.03≦				
β_2-ミクログロブリン クリアランス〔ml/min〕	<70	Ⅰ-a 型	Ⅰ-b 型				
	70≦	Ⅱ-a 型	Ⅱ-b 型				

表 3.3

機能分類	特徴
Ⅰ-a 型	小分子から中分子（含む β_2-MG）溶質の除去を主目的とした血液透析器。
Ⅰ-b 型	小分子から大分子までブロードな溶質の除去を主目的とした血液透析器。
Ⅱ-a 型	小分子から中分子（含む β_2-MG）溶質の積極的除去を主目的とした血液透析器。
Ⅱ-b 型	大分子（含む β_2-MG）溶質の除去を主目的とした血液透析器。
S 型	特別な機能：生体適合性に優れる，吸着によって溶質除去できる，抗炎症性，抗酸化性などを有する血液透析器。PMMA膜透析器およびEVAL膜透析器が含まれる。
特定積層型	特定積層型透析器には PAN 膜のみが使用されている。
血液透析 濾過器	拡散と濾過を積極的に利用し，小分子から大分子まで広範囲にわたる溶質の除去を目的としている。
血液濾過器	濾過を積極的に利用し，中・大分子溶質の除去を主目的としている。

● ダイアライザのカタログ値

ダイアライザのカタログ値と仕様例を表 3.4, 表 3.5 に示す。

表 3.4 ダイアライザの性能指標例

膜面積 [m²]	UFR [ml/mmHg/hr]	クリアランス [ml/min]			
		尿素	クレアチニン	リン酸	ビタミン B_{12}
0.8	40	184	176	158	107
1.1	51	190	184	173	123
1.3	57	194	188	180	133
1.5	63	196	191	185	142
1.8	71	198	194	190	152
2.1	74	199	195	192	160
2.5	80	199	196	194	163

※UFR 測定条件:牛血漿(TP=6.5±0.5 g/dl, Q_B=200 ml/min, TMP=50 mmHg)
※クリアランス測定条件:水系(Q_B=200 ml/min, Q_D=500 ml/min, TMP=0 mmHg)

表 3.5 膜の仕様の例

中空糸材質	ポリスルホン					
内径/膜厚 [μm]	185/45					
血液容量 [ml]	48	49	63	78	94	123
最大 TMP	66 kPa [500 mmHg]					
滅菌法	ガンマ線滅菌					

3.4 ダイアライザの生体安全性

ダイアライザの使用による生体への安全性の確保には膜からの溶出物と滅菌が考えられる。現在，膜からの溶出物で明確に生体毒性のあるものは明らかにされていないが，ここでは毒性が懸念されているポリビニルピロリドンについて説明する。また滅菌法についても説明する。

ポリビニルピロリドン（PVP：Polyvinylpyrrolidone）

3.4.1 ポリビニルピロリドン

ポリビニルピロリドン（PVP）は，ポリスルホン膜やポリエーテルスルホン膜などといった疎水性ダイアライザの開孔剤，親水化剤として製膜時に配合される高分子化合物である（図3.8）。ダイアライザの種類や滅菌法，保管期間によっては，PVPが膜から著しく溶出するものもあり，透析開始時に生じる低血圧，頭痛，顔面紅潮，発疹，嘔吐，アナフィラキシーショック等との因果関係が懸念されている。

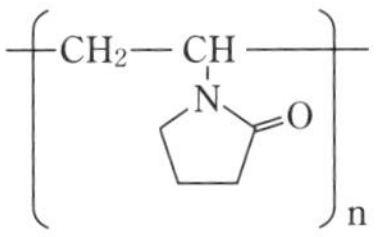

図3.8 PVPの構造式

3.4.2 ダイアライザの滅菌法

ダイアライザの滅菌法は以下のものが挙げられる。

(1) 高圧蒸気滅菌

熱による膜素材の変性が生ずるものもある。以前は酢酸セルロース系膜ダイアライザの滅菌にも使用されていたが，現在は一部のポリスルホン膜ダイアライザに用いられている。

(2) γ線滅菌

γ線照射による膜孔径の変化も報告されているが，現在最も普及している。ダイアライザにはドライタイプと中空糸内外を蒸留水な

どで充填したウェットタイプがある。ドライタイプでは透析膜の湿潤剤としてグリセリンが用いられている。また近年，中空糸内を無菌水で充填し，中空糸外はドライタイプになったダイアライザもある。また，透析膜に配合されたPVPはγ線滅菌によって架橋される。

エチレンオキサイドガス
（EOG：Ethylene Oxide Gas）
滅菌

以前はホルマリン滅菌やエチレンオキサイドガス（EOG）滅菌が行われていたが，現在，本邦ではダイアライザの滅菌には使用されていない。

なお，EOG滅菌によるダイアライザを使用した場合，胸内苦悶，呼吸困難，血圧低下などのショック様症状を呈し，死亡例まで報告されている。残留EOGが体内に入るためと言われており，これをFirst use syndromeという。

3.5 ダイアライザ膜と生体適合性

3.5.1 ダイアライザ膜の構造

ダイアライザ膜はセルロース系膜と合成高分子系膜に大別できる。今日使用されている透析膜の構造式と特徴について記す。

(1) セルロース系膜

セルロース系膜は，機械的強度をもつため薄膜化が可能である。膜厚は6〜12μm程度のため，膜内の拡散による物質移動では膜厚は抵抗となるので，膜厚の薄いほうが物質除去には有利である。セルロース系膜が合成高分子系膜に比べて低分子量物質の除去に優れるのは薄膜化のためでもある。現在，再生セルロース膜は使用されていない。

再生セルロース膜（RC：Regenerated Cellulose）

1) 再生セルロース膜

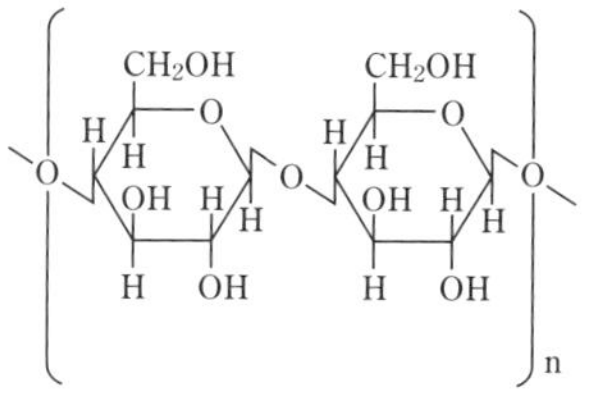

図3.9(a)　RC膜の構造式

セルロースアセテート膜（CA：Cellulose Acetate）

セルロースジアセテート膜（CDA：Cellulose Diacetate）

セルローストリアセテート膜（CTA：Cellulose Triacetate）

2) セルロースアセテート膜

セルロースジアセテート膜では酢酸度が53.5〜56.0％，セルローストリアセテート膜では61.5〜62.2％である。これ以上の酢酸度は透析膜として使用できないとされている。

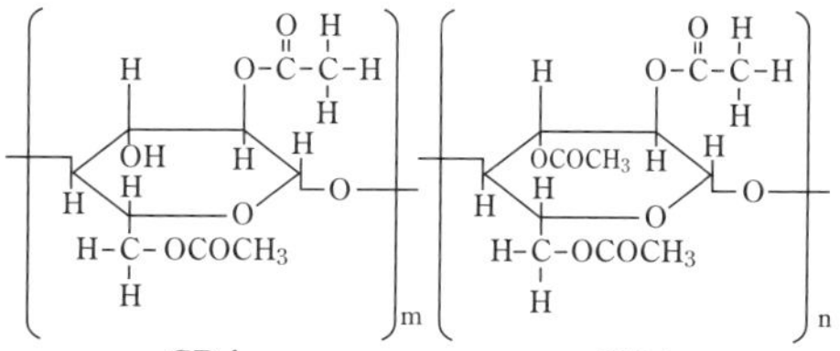

図3.9(b)　CDA，CTAの構造式

セルロースの水酸基（OH）をアセチル基（CH₃CO）に交換することにより，透水性および物質透過性の向上が見られる。また，補体の活性化を抑え透析膜の生体適合性が向上する。透析膜は均質構造膜である。

(2) 合成高分子系膜

合成高分子系膜の機械的強度はセルロース系膜に比べて弱く，そのため膜厚は20～30 μm程度とセルロース系膜に比べ厚い。

ただし，セルロース系膜にはない生体適合性の特徴を有する。

ポリメチルメタクリレート膜
（PMMA ： Polymethylmethacrylate）

1) ポリメチルメタクリレート膜

立体構造の異なるアイソタクチックPMMAとシンジオタクチックPMMAを混合したステレオコンプレックスゲルに水分を含ませた構造で，PVPなどの親水化剤は使用されていない。白血球，補体系への生体適合性がよい。蛋白質の吸着が多く，β_2-ミクログロブリンも吸着する。透析膜は均質構造膜である。

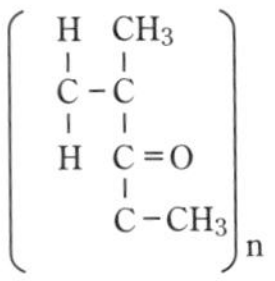

図3.9(c)　PMMAの構造式

ポリアクリロニトリル膜
（PAN：Polyacrylonitril）

2) ポリアクリロニトリル膜

構造にスルホン酸基（SO₃Na）を有し高い親水性をもち，PVPなどの親水化剤は使用されていない。白血球，補体系への生体適合性がよく，高い透水性を有する。特定積層型ダイアライザの透析膜として使用されている。陰性荷電のため，メシル酸ナファモスタットを吸着する。また，ACE阻害剤との併用はブラジキニンの蓄積による急激な血圧低下をきたすことから禁忌とされている。積層型ダイアライザH12（AN69膜）は均質構造膜である。

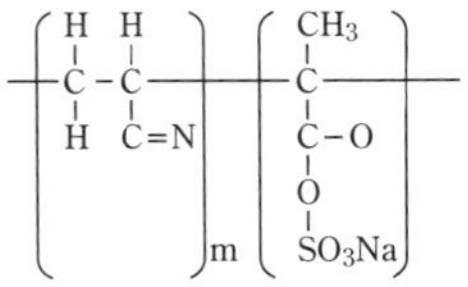

図3.9(d)　PANの構造式

エチレンビニルアルコール膜
（EVAL：Ethylenevinylalcohol）

3) エチレンビニルアルコール膜

構造に水酸基（OH）を有し親水性をもち，PVPなどの親水化剤は使用されていない。血小板や凝固系への影響が少なく，抗血栓性

血漿分離器：血球成分と血漿成分とに分離する膜で，血漿交換療法に用いる。

に優れる。均層構造により拡散特性，分画特性に優れ，血漿分離器などにも利用される。透析膜は均質構造膜である。

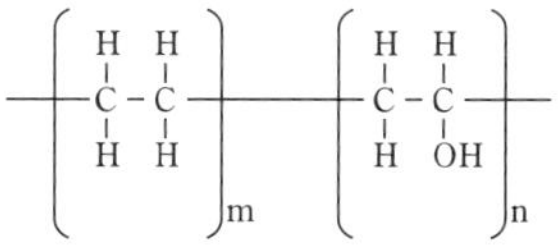

図 3.9(e)　EVAL の構造式

ポリスルホン膜（PSU：Polysulfone）

4）ポリスルホン膜

中分子量領域から大分子量領域まで物質透過に優れ，生体適合性がよい。比較的製造が容易で膜の安定性がよい。疎水性であることから，親水化剤として PVP が配合されている。我が国で最も使用頻度の高い透析膜である。透析膜は非対称構造である。

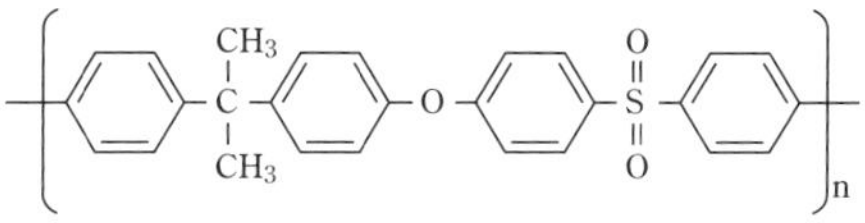

図 3.9(f)　PSU の構造式

ポリエーテルスルホン膜（PESU：Polyethersulfone）

5）ポリエーテルスルホン膜

ポリスルホンと同様にスーパーエンジニアリングプラスチックを原材料とした透析膜である。親水化剤として PVP が配合されているが，ポリスルホンよりも親水性であり PVP 配合量が少ない。透析膜は非対称構造である。

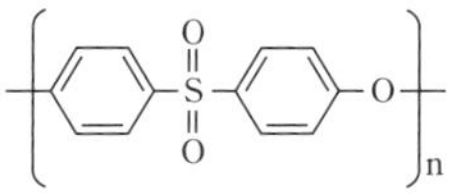

図 3.9(g)　PESU の構造式

ポリエステル系ポリマーアロイ膜（PEPA：Polyester Polymer Alloy）

6）ポリエステル系ポリマーアロイ膜

セルロース系膜と比較すると生体適合性がよい。ポリアリレートとポリエーテルスルホンの混合比率を変化させることで膜孔径（ポアサイズ）を操作できる。エンドトキシンを吸着し膜透過を阻止することができるため，エンドトキシン捕捉フィルタとしても応用さ

PSU および PESU：ポリスルホンおよびポリエーテルスルホンの略号は，PS および PES との記載が多いが，本項では ISO 1043 および JIS K 6899-1 に基づいて PSU および PESU と記載している。

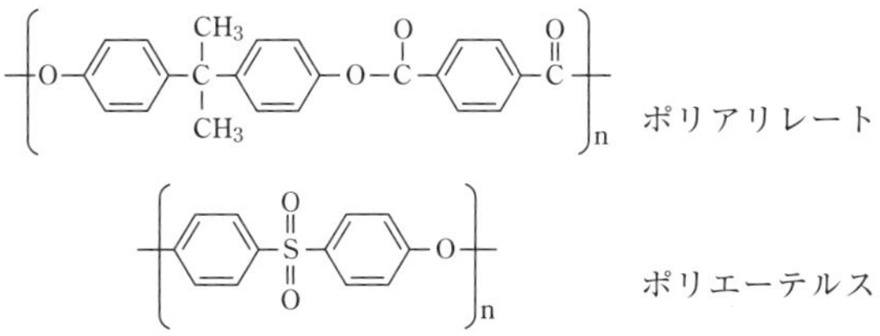

ポリアリレート

ポリエーテルスルホン

図 3.9(h)　PEPA の構造式

3.5　ダイアライザ膜と生体適合性

れている。親水化剤として PVP が配合されている。透析膜は非対称構造である。

(3) ダイアライザ膜構造

透析膜のうちセルロース系膜や合成高分子膜の EVAL, PMMA, PAN は対称構造をもつ均質膜であるが,ほかの合成高分子膜（PSU, PESU, PEPA）では緻密層（スキン層）と支持層（スポンジ層）の 2 重構造からなる非対称構造膜である（図 3.10）。

緻密層では透水性や溶質透過係数が規定され,支持層は機械的強度を保つ。なお CTA は,透析膜では均一な対称構造の膜が用いられるが,血液透析濾過膜では非対称構造の膜が用いられている。

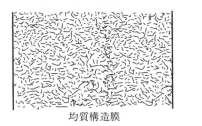
均質構造膜

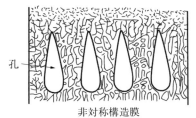
非対称構造膜

図 3.10　透析膜の断面構造

3.5.2　生体適合性

ダイアライザの生体適合性は膜と血液との適合性である。1968 年に Kaplow と Goffinet が Twin コイル型ダイアライザを用いて,血液透析中の白血球数が一過性に減少することを報告したのがきっかけとなり,1977 年に Craddock らが透析膜の生体適合性という概念を誕生させた。

(1) 白血球,補体系の活性化

Craddock の報告にあるように,血液透析中の白血球数の一過性減少である。血液透析開始後 15〜30 分で白血球数は減少し,補体系は捕体活性化の指標となる C3a, C5a が血液透析開始後 15〜30 分で著しく上昇する。この透析開始から数十分後に息苦しさや胸痛苦を訴える患者がみられ,動脈血酸素分圧（PaO_2）値が低下していることが認められた。この現象は肺の毛細血管に白血球が集まりガス交換が低下することによると考えられ,循環血液中の白血球数の減少も説明がつく。白血球,補体系の活性化はセルロース系膜で顕著にみられ,合成高分子膜では軽度である。

(2) 血小板の活性化

血小板も同様に活性化され，血液透析開始後 15〜30 分でその数は減少し，経時的に回復する。血小板機能である凝集能や粘着能は，透析中は亢進する。この血小板数の一過性減少度もセルロース系膜と合成高分子膜では異なる。

(3) 血液凝固系の活性化

膜と血液との接触により血液凝固系第XII因子の活性化から内因系凝固が始まる。第X因子の活性化を経て，第II因子（プロトロンビン）の活性化型であるトロンビンの生成はフィブリノーゲンをフィブリンに変えて血栓形成へと進んでいく。

(4) 膜への血液成分の付着

白血球・血小板などの血球成分が膜に付着するが，赤血球の付着はわずかである。また，蛋白質も付着する。PMMA 膜は蛋白質付着量はほかの膜に比べ多く，β_2-ミクログロブリンを吸着する膜でもある。セルロース系膜ではアルブミンの吸着量が多いのが特徴である。このように膜素材により蛋白質付着は異なる。

(5) インターロイキン仮説

血液透析中に膜との接触により上昇する活性化補体 C3a，C5a は，単球やマクロファージを刺激してインターロイキン I，TNF-α などの内因性発熱物質であるサイトカインを生成させる。これらサイトカインは強力で多彩な生物的作用を有し，細胞や組織損傷を招く。

トロンビン：外因性機序と内因性機序から生成した活性化トロンボプラスチンが，プロトロンビンをトロンビンに変換する。酵素トロンビンはフィブリノーゲンをフィブリンに変換し，血液凝固第VIII因子を第VIII因子複合体，第XIII因子を第XIIIaへ活性化する酵素である。

サイトカイン：細胞は，ある刺激物質の作用により新しい活性物質を体内に産生する。この新しい活性物質のことを総称してサイトカインと呼ぶ。透析治療では透析膜の刺激によりサイトカインが放出され，長期的な合併症の要因であると提唱されている（インターロイキン仮説）。

課題

1. 中空糸型ダイアライザを分類し，膜構造式，生体適合性をまとめなさい。
2. 補体系について調べなさい。

第 4 章
透析液

4.1 透析液

酸塩基平衡：血液中のpHは腎臓と肺でpH7.35〜7.45になるように調整されている。pH7.45以上のアルカリ性の状態をアルカローシス，pH7.35以下の酸性の状態をアシドーシスと呼ぶ。

透析液の役割は，血液中の老廃物の除去，酸塩基平衡の是正，電解質の補正である。実際には透析液から透析膜を通して血液中へ重炭酸イオン（HCO_3^-），や酢酸イオン（CH_3COO^-）を補充し酸塩基平衡の是正を行い，カルシウムイオン（Ca^{2+}）を補充し電解質補正を行っている（表4.1，図4.1）。

表4.1 重炭酸透析液組成と血液レベルとの比較

	Na^+	K^+	Ca^{2+}	Mg^{2+}	Cl^-	HCO_3^-	CH_3COO^-	ブドウ糖 [mg/dl]	浸透圧 [mOsm/l]
	[mEq/l]								
重炭酸透析液(例)	140	2.0	3.0	1.0	110	30	8	100	298
透析患者の血液(例)	140	5.0	4.0	3.0	112	20	−	100	284
健常者の血液(例)	140	4.0	5.0	2.0	106	24	−	100	287

※ Ca^{2+}については血液中のイオン化カルシウム値との差から拡散により補われる。

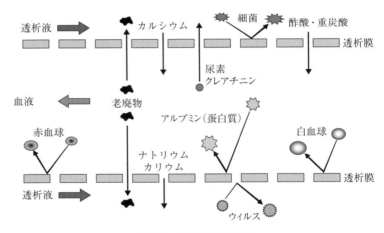

図4.1 ダイアライザ内

アルカリ化剤：透析液中に含まれるアルカリ化成分。現在使用されているアルカリ化剤の多くは重炭酸イオンで，ほかに酢酸イオン，乳酸イオン，クエン酸イオンもある。

一般に透析液は濃縮液として保存されており（透析液原液），使用時に純水と濃縮液を約34：1の割合で希釈する。純水については後述する。従来，透析液にはアルカリ化剤により2種類あったが，酢酸だけを使用する酢酸透析（アセテート透析）は現在使用されて

おらず，重炭酸を使用する重炭酸透析（バイカーボネート透析）のみである．透析液の組成は電解質，アルカリ化剤とブドウ糖からなり，細胞外液に近い組成である．

4.1.1 主な電解質

(1) ナトリウムイオン

ナトリウムイオン（Na^+）は細胞外液の主要な陽イオンで，細胞外液量や浸透圧に大きく関与する．腎不全ではナトリウムの排泄が低下しNa^+や水が細胞外液貯留して，高血圧，浮腫，さらには肺うっ血や心不全を生ずる．健常者の血清Na^+濃度は$135 \sim 145$ mEq/lであるため，従来は透析液Na^+濃度は$130 \sim 135$ mEq/lを使用してきたが，近年，140 mEq/lが実用化されている．

(2) カリウムイオン

カリウムイオン（K^+）は細胞内液の主要な陽イオンである．健常者の血清K^+濃度は$3.5 \sim 5.0$ mEq/lである．高カリウム血症では心臓の刺激伝導系障害により心停止を引き起こす場合がある．したがって，血清K^+値が6.0 mEq/l以上は注意を要する．

一方，低カリウム血症では不整脈などが出現するため血清K^+値が3.5 mEq/lより低い場合は注意する必要がある．透析液K^+濃度は2.0 mEq/lが多いが，透析前の血清K^+値が低い場合には，リキッドタイプの透析原液内に粉末のカリウム製剤（KCl）を添加し，透析液K^+濃度を$2.5 \sim 3.0$ mEq/lに調節する．

(3) カルシウムイオン

カルシウムイオン（Ca^{2+}）は2価の陽イオンであり，細胞内代謝，筋収縮，神経興奮や血液凝固などに関与する．腎不全では，ビタミンDの活性化障害により腸管でのカルシウム吸収障害が生じ，カルシウムは不足する．血清カルシウムはその約50％がアルブミンと結合しており，残りがイオン化カルシウムとして存在する．健常者の血清カルシウム濃度は$4.2 \sim 5.5$ mEq/l，イオン化カルシウムは$2.1 \sim 2.75$ mEq/lとなる．血液透析では透析液からCa^{2+}を補うが，透析後の高カルシウム血症は不整脈を誘発したり，異所性の石灰化を起こす可能性があるため，透析液Ca^{2+}濃度は3.0 mEq/lが主に使用されている．

しかし，近年では透析液Ca^{2+}濃度は2.5 mEq/lもよく使用されて

いる。腎不全は慢性的なビタミンD欠乏状態である。腎不全による高リン血症に伴って経口リン吸着薬を内服することが通常であるが、経口リン吸着薬は高カルシウム血症を惹起しやすい傾向にある。また二次性副甲状腺機能亢進症を起こすことも多く、ビタミンDの投与が必要であり、この際にも高カルシウム血症を伴うことが多い。そこで、高カルシウム血症を予防するべく、血液透析の透析液は低カルシウム透析液（透析液 Ca^{2+} 濃度は 2.5 mEq/l）を用いることが多い。また、最近では透析液 Ca^{2+} 濃度が 2.75 mEq/l の透析液も使用されている。

4.1.2 アルカリ化剤

腎不全では、酸性物質の排泄が低下するため代謝性アシドーシスになる。透析によりアルカリを補い、酸塩基平衡を是正する必要がある。

- **Henderson-Hasselbalch の式（重炭酸緩衝系）**

酸を HA、塩基を A^- とすると、酸塩基の平衡関係は、

$$[HA] \rightleftarrows [H^+] + [A^-]$$

と示される。この関係に質量作用の法則を適応すると、

$$[HA] \times K = [H^+] \times [A^-]$$

となり、

$$K = \frac{[H^+] + [A^-]}{[HA]} \quad (K は解離定数)$$

となる。この式の両辺に負の対数（-log）を取ると、

$$-\log K = -\log[H^+] - \log\frac{[A^-]}{[HA]}$$

となり、

$$-\log[H^+] = pH, \quad -\log[K^+] = pK \quad (Sørensen の定義)$$

を用いると、

$$pH = pK + \log\frac{[A^-]}{[HA]} \quad (Henderson\text{-}Hasselbalch の式)$$

となる。体液中の主要な酸と塩基の組み合わせにおいて pK は一定の決まった値があり、体内の主要な緩衝系である炭酸—重炭酸系では、式（4.1）となる。

$$CO_2 + H_2O \rightleftarrows H_2CO_3 \rightleftarrows H^+ + HCO_3^- \qquad (4.1)$$

炭酸—重炭酸系に Henderson-Hasselbalch の式を適応すると、

$$[H_2CO_3] \times K = [H^+] + [HCO_3^-]$$

となり，

$$K = \frac{[H^+] + [HCO_3^-]}{[H_2CO_3]}$$

$$-\log K = -\log[H^+] - \log\frac{[HCO_3^-]}{[H_2CO_3]}$$

$$pH = pK + \log\frac{[HCO_3^-]}{[H_2CO_3]}$$

となる。また，H_2CO_3 は体液中に溶解した溶存 CO_2 を意味する。これは，二酸化炭素分圧（P_{CO_2}）に CO_2 の溶存度 0.03 を掛けることで求められる。血液では pK＝6.1 であり，これより，

$$pH = 6.1 + \log\frac{[HCO_3^-]}{0.03 \times P_{CO_2}}$$

となる。

すなわち pH は，$[HCO_3^-]$ すなわち HCO_3^- 濃度に比例し，P_{CO_2} に反比例する。

実際は式（4.1）からわかるように，HCO_3^- が増えれば左辺へ移行し CO_2 が上昇してくるが，CO_2 はガス交換で肺より排出されるため，HCO_3^- の投与によりアシドーシスの是正が可能となる。

現在，アルカリ化剤として血液透析で使用するのは重炭酸イオン（HCO_3^-）と酢酸イオン（CH_3COO^-）である。酢酸透析液は1剤だが，重炭酸透析液は2剤（電解質・ブドウ糖組成と重炭酸組成）に分かれている。

(1) 重炭酸透析

健常者の動脈血中 HCO_3^- 濃度は 22〜26 mEq/l である。腎不全では動脈血中 HCO_3^- 濃度は 22 mEq/l より低く代謝性アシドーシスに傾くので，透析液より HCO_3^- を補うために透析液 HCO_3^- 濃度は 28〜30 mEq/l としている。過度の HCO_3^- 負荷は代謝性アルカローシスを招き，異所性の石灰化を助長することが懸念される。

重炭酸透析液は2剤の原液をそれぞれ希釈して使用されるが，電解質・ブドウ糖溶液（A剤）を34倍希釈し，6〜7%の重炭酸水素ナトリウム（$NaHCO_3$）溶液（B剤）を混合する。現在使用されている重炭酸透析液には 2 mEq/l 程度の氷酢酸と 6 mEq/l の無水酢酸ナトリウムが含まれている。pH7.4 以上のアルカリ下では Ca^{2+} や Mg^{2+} が HCO_3^- と反応して炭酸塩として析出する。氷酢酸は混合希釈後の透析液の pH を 7.2〜7.4 に調整し炭酸塩の析出を防止するた

めに添加されている。

(2) 酢酸透析

透析液として使用する原液は1剤で重炭酸は含まず，希釈水で34倍に希釈して透析液として使用する。酢酸透析液の CH_3COO^- 濃度は $35\ mEq/l$ 前後である。なお，本邦では現在使用されていない。

酢酸イオンは体内では主に肝臓や筋肉で代謝されるが，その代謝速度は速い。酢酸イオンは代謝されると等モルの HCO_3^- を生じる。

$$CH_3COO^- + H_2O + CO_2 \rightarrow CH_3COOH + HCO_3^-$$

生成した CH_3COOH（酢酸）は ATP とともに $CH_3CO\text{-}SCoA$（アセチル CoA）へと変化し，オキサロ酢酸と反応し TCA サイクルへと代謝され，ATP をはじめ H_2O や CO_2 を生じる。

$$CH_3COOH + ATP \rightarrow CH_3CO\text{-}ATP + PPi$$
$$\underline{CH_3CO\text{-}ATP + CoA \rightarrow AMP + CH_3CO\text{-}SCoA}$$
$$CH_3COOH + CoA + ATP \rightarrow CH_3CO\text{-}SCoA + AMP + PPi$$

この代謝機能が低下した患者では，透析中程度の差こそあれ酢酸（アセテート）不耐症が出現する。これは酢酸が血中に蓄積するため，酢酸の末梢血管拡張や心機能抑制作用から血圧低下などが起こるためである。

(3) 無酢酸透析

これは(1)の重炭酸透析の一種である。重炭酸透析液では，pH調整のため $8\ mEq/l$ 程度の酢酸が含まれている。酢酸は少量であっても末梢血管拡張や心機能抑制作用から血液透析中に血圧低下などを誘発する危険性があるため，酢酸に代わりクエン酸を $2\ mEq/l$ 添加した無酢酸透析液が開発された。この液は氷酢酸を添加した重炭酸透析液に比べ重炭酸濃度が高い（表4.2）。

表4.2 組成

	Na^+	K^+	Ca^{2+}	Mg^{2+}	Cl^-	HCO_3^-	CH_3COO^-	$Citrate^{3-}$	ブドウ糖 [mg/dl]	浸透圧 [mOsm/l]
	[mEq/l]									
重炭酸透析液	140	2.0	3.0	1.0	110	30	8	—	100	298
無酢酸透析液	140	2.0	3.0	1.0	111	35	—	2	150	298

4.1.3 ブドウ糖

近年，糖尿病性腎不全患者が増加している。無糖透析液では透析中に低血糖が起こることもあるので，透析液ブドウ糖濃度は 100 mg/dl あるいは 150 mg/dl のものが使用されている。ブドウ糖を透析液に入れるのには，透析液の浸透圧を上げるためでもある。

4.2 浸透圧

4.2.1 モル（mol）

原子，分子，イオンなど，それぞれ 6×10^{23} 個が集まった状態を1モル〔mol〕といい，1モルの質量をgで表したものを，それぞれ原子量，分子量という。6×10^{23} 個の溶質が水などの溶媒1 l に溶けた場合，この溶質濃度を 1 mol/l という。

4.2.2 当量

イオン結合：陽イオンと陰イオン間の静電引力による化学結合のこと。

原子がイオン結合，共有結合するとき，原子の結合する手の数を原子価といい，H^+，Na^+，Cl^- は1価，Ca^{2+}，Mg^{2+}，Oは2価，Cは4価である。原子量を原子価で割ったものを当量（Eq）という。1価の原子の当量は原子量に等しいが（Na^+ の1当量 $=23$ g），2価では1/2，4価では1/4となる（Ca^{2+} の1当量 $=40/2=20$ g，Cの1当量 $=12/4=3$ g）。

当量で表した濃度とモル濃度との関係は，

$$1 \text{価では } 1 \text{ mol}/l = 1 \text{ Eq}/l, \quad 1 \text{ m mol}/l = 1 \text{ mEq}/l$$
$$2 \text{価では } 1 \text{ mol}/l = 2 \text{ Eq}/l, \quad 1 \text{ m mol}/l = 2 \text{ mEq}/l$$

4.2.3 浸透圧〔mOsm/l〕

溶液中の浸透圧は，溶液中にあるイオンや分子の数に比例する。

ブドウ糖のような非電解質	1 m mol/l = 1 mOsm/l
$NaCl \rightarrow Na^+ + Cl^-$	1 m mol/l = 2 mOsm/l
$CaCl_2 \rightarrow Ca^{2+} + 2Cl^-$	1 m mol/l = 3 mOsm/l

4.2.4 %濃度〔g/dl〕

溶液 100 g 中に溶けている溶質のgを表す。溶液が水のような希薄液なら 100 g ≒ 100 ml とする。10% NaCl 溶液は，水 100 ml に NaCl が 10 g 溶けている溶液である。

問題4.1

次の浸透圧はいくらか。
(1) Ca^{2+}　8 mEq/l
(2) Ca^{2+}　8 mg/dl
(3) 0.9% NaCl 500 ml
(4) 5%ブドウ糖溶液 250 ml

問題4.2

0.9% NaCl 溶液（生理食塩水）1 l に 50%ブドウ糖溶液を添加してブドウ糖濃度 100 mg/dl としたい。50%ブドウ糖溶液を何 ml を添加すればよいか。また，この溶液に $CaCl_2 \cdot 2H_2O$ を添加し Ca^{2+} 3.0 mEq/l にしたい。いくら溶かせばよいか。なお，Ca: 40, Cl: 35.5 とする。添加する量は無視してよい。

問題4.3

血清 BUN 値 100 mg/dl，血清 Cr 値 10 mg/dl，血糖値 200 mg/dl，Na 140 mEq/l，Ca 10 mg/dl という条件で，この総浸透圧はいくらか。

問題4.4

血清 Na 濃度を 140 mEq/l とする。ECUM で 1 l 除水すると，塩分 NaCl に換算すると何 g の塩分が体内から除去されたことになるか。

4.2.5　尿素と尿素窒素

尿素は蛋白質の窒素を処理するため，肝臓の尿素回路（Urea Cycle）で合成される。尿素 $(NH_2)_2CO$ は分子量 60 である。また，尿素窒素は尿素中の窒素（N）を示すものなので，$14 \times 2 = 28$ で計算すればよい。

例えば，BUN 値 100 mg/dl は尿素では $100/28 = 35.7$ m mol/l となる。

4.2.6 透析液の清浄化

ダイアライザ膜開発技術の向上により膜孔径の大きいダイアライザが出現し，これに伴い透析液中に存在するエンドトキシンの透析膜からの流入が懸念され，透析液の清浄化が提唱された。近年，さらに透析液を直接体内に補充する On-line HDF/HF 治療も始まり，エンドトキシン捕捉フィルタを用いて透析液の清浄化に向けた取り組みが行われている。

現在，透析液中のエンドトキシン活性値および生菌数の測定が行われている。詳細は第 5 章で記載している。

TCA 回路：Tricarboxylic Acid Cycle，クエン酸回路，クレブス回路

ATP：Adenosine Triphosphate，アデノシン三リン酸

課題

1. 重炭酸緩衝系から Henderson-Hasselbalch の式を書き，健常者の血液 pH7.4 を導きなさい。
2. アルカリ化剤として使用される酢酸イオンは，等モルの重炭酸イオンを生じ酢酸となり，さらにアセチル CoA となり細胞内ミトコンドリアの TCA 回路で代謝され ATP を生成する。生化学の本を参考にして TCA 回路を書きなさい。

第 5 章
透析裝置

5.1 水処理装置

透析液作製にあたり，濃縮透析液を希釈する水には不純物が含まれないことが望ましい。一般的には水道水をいくつもの水処理装置と組み合わせることによって純度の高い処理水を得ることができる（図5.1）。

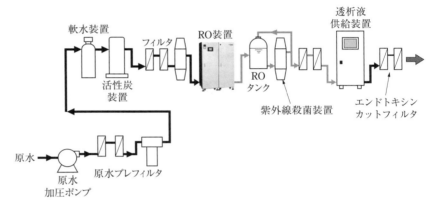

図5.1　水処理装置

5.1.1　プレフィルタ

プレフィルタとは，水道水中にあるさびやごみなどの有形物質を濾過するフィルタで，それぞれ $5\mu \cdot 10\mu \cdot 25\mu$ がある（図5.2）。

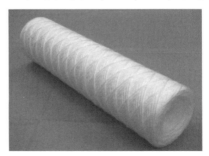

図5.2　プレフィルタ

5.1.2 軟水装置

軟水装置は，水道水中にある硬水成分（Ca^{2+}やMg^{2+}などの2価の陽イオン）を除去する装置である。軟水の生成には強酸性陽イオン交換樹脂が用いられている。

軟水：水道水中にある硬水成分（カルシウムやマグネシウムなどの2価の陽イオン）を除去した水。

(1) 原理

強酸性陽イオン交換樹脂は，スチレンとジビニルベンゼンの共重合体に交換基であるスルフォン酸ナトリウム（R-SO$_3$Na）を導入した樹脂である。一般的には電荷が高いイオンほど補足されやすく $Ca^{2+} > Mg^{2+} > Na^+ > H^+$ となる。しかし，この傾向もイオンの濃度が増加すると，濃度の高いイオンの選択性が増す。

(2) 再生

樹脂が硬水成分で飽和すると，高濃度の NaCl を流すことで Ca^{2+}，Mg^{2+}とNa^+が置換することになる。通常は 10% NaCl 溶液で再生する。

(3) 行程

通水（硬水成分の除去）→逆洗浄（イオン交換樹脂層に沈着した原水中の懸濁物質の除去：通常流水方向とは逆向きに流し出す）→再生（10% NaCl 溶液を流す）→水洗（原水を流し，樹脂内に残留した再生溶液を洗い出す）→通水

逆洗浄から水洗までの樹脂再生行程は，一般に透析が行われない時間帯（深夜など）に設定する。

5.1.3 活性炭装置

活性炭装置は，水道水中にある遊離塩素，クロラミンなどの除去に用いられる。一般的には多孔質のヤシガラ活性炭を充填したものである。活性炭装置も濁質成分による活性炭表面の汚れや通水流路の詰まりを防止するために，原水で逆洗浄をする。近年では，菌繁殖の低減，装置の小型化，フィルタ交換が容易，逆洗浄が不要などの点から，フィルタハウジング内に繊維状の活性炭を取り付けた活性炭フィルタが用いられている（図 5.3，図 5.4）。

5.1.4 逆浸透装置

逆浸透：半透膜を介して純水と膜を透過できない不透過溶質を含む液体があるとき，不透過溶質を含む溶液側へ圧力をかけることにより，純水側へ溶媒である水の移動が起こる。この現象を逆浸透という。

逆浸透膜（RO 膜：Reverse Osmosis）

逆浸透膜を透過した水を RO 水といい，純度の高い処理水である。

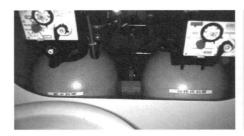 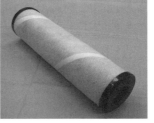

図 5.3　軟水装置(左)と活性炭装置(右)　　図 5.4　活性炭フィルタ

通常 10〜30 kg/cm²の高圧を RO 膜に加えて原水を透過させる。RO 膜はモジュールというポリカーボネートなどプラスチックのケースに納められている。膜素材には酢酸セルロース系やポリアミド系が用いられ，5〜10 Å ほどの微細な孔をもつ膜で，中空糸モジュール，スパイラルモジュール，プリーツモジュールがある。

逆浸透装置（RO 装置）には，2〜4 床用の小さなものから，20〜30 床用の大きなものがある。大きな装置では，RO 装置への前処理系として軟水装置と活性炭装置が組み込まれており，また RO 水貯留タンクでは紫外線殺菌灯を通し循環している。

RO 膜では 3 価の陽イオンである Al^{3+} や Fe^{3+} およびエンドトキシンやパイロジェンなど前処理系では除去できないものをカットする（図 5.5〜図 5.8）。

パイロジェン：静脈注射後，悪寒戦慄を伴う強い発熱を起こす物質をいう。エンドトキシンがその代表例である。発熱性物質は化学的に単一な物質ではなく，その由来する菌によって異なるが，その化学的本質は明らかではない。各発熱物質の共通の性質として耐熱性であること，普通の細菌濾過器を通過することなどがあげられる。

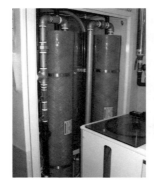 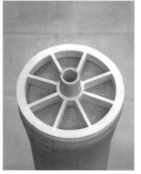

図 5.5　RO 装置の外観　　図 5.6　RO 膜の内部

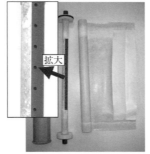

図 5.7　RO スパイラルモジュール

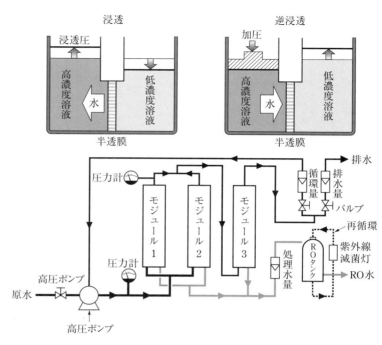

図 5.8　逆浸透の原理と装置内の水の流れ

5.1.5　限外濾過膜

限外濾過膜（UF 膜）は，ポリスルホン，ポリアクリロニトリルなどの合成高分子を膜素材とした膜で，細菌，パイロジェンなどを除去できる。ただし，電解質などは除去できないので軟水装置などの水処理装置と組み合わせて使用される。

限外濾過膜（UF 膜：Ultrafiltration）

5.1.6　紫外線殺菌灯

紫外線殺菌灯は，微生物の生育抑制・汚染防止を目的に透過水タンク内に設置されている。

5.1.7　エンドトキシン捕捉フィルタ

エンドトキシン捕捉フィルタ（ETRF：Endotoxin retentive filter）

グラム陰性桿菌：グラム染色法で細長く赤く染まる細菌の総称。代表的な細菌に緑膿菌，大腸菌，赤痢菌，サルモネラ菌などがある。

ベッドサイドコンソール：患者監視装置ともいう。多人数用透析液供給装置から透析液の供給を受け，血液側，透析液側の制御監視を行う。

近年，膜孔の大きなダイアライザでは，透析液中のパイロジェンやグラム陰性桿菌の細胞壁の構成成分であるリポ多糖（エンドトキシン）が逆濾過により膜を通過して，体内に入ってくることが懸念されている。水処理系で RO 水まではパイロジェンフリーにできるが，その後，ダイアライザまでの透析液配管系がエンドトキシンなどにより汚染されていることに起因している。ETRF には，逆浸透装置用，透析液供給装置用，ベッドサイドコンソール用があり，各

装置に設置することが望ましい（図5.9，図5.10）。

ETRFのエンドトキシンまたは細菌阻止性能は常用対数減少値（LRV：Logarithmic Reduction Value）で表されており，現在市販されているETRFのLRVはエンドトキシンで3以上，細菌で7以上である。

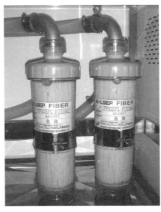 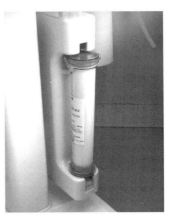

図5.9 エンドトキシン捕捉フィルタ（透析液供給装置出口側）　　図5.10 エンドトキシン捕捉フィルタ（ベッドサイドコンソール側）

5.1.8 透析液清浄化

大孔径膜ダイアライザやOnline-HDFなどの普及によって，透析液が直接あるいは間接的に体内へ流入する機会が増加している。また近年では，逆濾過された透析液がプライミング溶液や補液などに用いられているが，これには透析液の清浄化と厳密な水質管理が必須となる。表5.1に透析液の生物学的汚染基準の到達点を示す。

表5.1 透析液の生物学的汚染基準

	生菌数	エンドトキシン濃度
透析用水	100 CFU/ml 未満	0.050 EU/ml 未満
標準透析液（standard dialysis fluid）	100 CFU/ml 未満	0.050 EU/ml 未満
超純粋透析液（ultra-pure dialysis fluid）	0.1 CFU/ml 未満	0.001 EU/ml（測定感度）未満
透析液由来オンライン調整透析液（オンライン補充液，online prepared substitution fluid）	無菌かつ無発熱物質（ET）	
	10^{-6} CFU/ml 未満	0.001 EU/ml（測定感度）未満

※上記基準のアクションレベル（汚染が基準値より高度になる傾向を防ぐために，措置を講じる必要がある汚染度）は，超純粋透析液のエンドトキシンを除いて上限値の50％と定められている。

● エンドトキシンおよび細菌の測定方法

エンドトキシンの測定はリムルス試験法（比濁法，比色法）を用いる。細菌の検出には R2A（Reasoner's Agar No. 2）や TGEA（Tryptone Glucose Extract Agar）などの寒天培地が用いられる。

5.1.9 透析液廃水処理

透析液廃水には，患者の体内からの老廃物や透析液組成ならびに装置洗浄消毒液などが含まれるため，一般生活排水と同じ処理はできない。

5.1.10 中和処理装置

透析液の pH は 6.8～7.5 あたりであるが，消毒工程の pH は薬液洗浄液では塩基側，酸洗浄液では酸性側へ大きく傾くため，硫酸および水酸化ナトリウムにより中和して排水する必要がある。

課題

1. 水処理装置の回路図（原水から RO 水生成まで）を描きなさい。
2. エンドトキシンやパイロジェンとは，どのようなものか。

5.2 透析装置の概要

　透析装置とは，透析液を供給する部分と安全に透析療法を行うための監視する部分からなる。この目的を満たす最小単位の装置を個人用透析装置という。一方，1台の透析液供給装置で透析液を多量に作製し複数の監視装置に供給するのが，多人数用透析液供給装置といい，個々の監視装置を患者監視装置（ベッドサイドコンソール）という。

5.2.1　多人数用透析液供給装置

　装置の基本構成は，透析液原液の希釈部（透析液作製）と濃度チェック機構を含めた送液部からなる。また，ウイークリタイマーが設置された自動運転方式で，ベッドサイドコンソールと連動して，透析液供給から洗浄，翌日の準備の各工程がすべて自動で行うことができる。

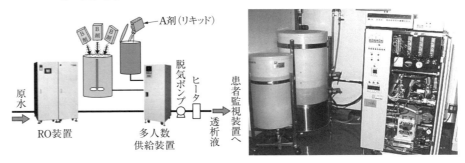

図 5.11　透析液原液がリキッドタイプの供給装置

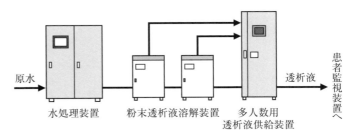

図 5.12　透析液（粉末タイプ）の供給装置

透析液原液にはリキッドタイプのもの，粉末タイプのものがあり，装置側もそれぞれのタイプにあわせた透析液自動供給装置がある（図5.11，図5.12）。また，透析液供給装置と粉末透析液溶解装置がひとつになった装置もある。

(1) 透析液原液の希釈部（透析液作製）

初期には大きな液槽に一定量の希釈水を入れ，透析液原液を加えて攪拌する方法（Bath式）が行われていたが，近年では，①定容量混合方式，②定比例ポンプ方式，③定比例ピストン方式，④フィードバック方式，⑤ローラポンプ方式など，いずれも水と透析液原液との混合を自動的に行う方式がとられている。

(2) 濃度計

濃度計は，透析液原液の希釈が正常に行われているかをチェックするものである。透析中は連続してモニターする必要がある。透析液組成の測定では不可能であるため，透析液中のイオンの電気伝導度を計測している。

濃度測定は2本ないし3本のステンレスまたはグラファイトを素材とした電極を，希釈後の透析液中に入れ電極間の抵抗を検出する。電気伝導度として抵抗〔Ω〕の逆数をS（ジーメンス）として表し〔mS/cm〕で表示する。この伝導度は液温度に左右されるため，温度補償用のサーミスタを組み入れ，液温度の影響が表れないようにしている。通常の透析液では13.5〜14.5 mS/cmとなる。

> **電気伝導度**：透析液中に2本ないし3本の電極を入れ，電極間の抵抗を検出し透析液原液の希釈が正常に行われているかをモニターする。電解質液を介して電極間に電流が流れ，この電流はある範囲内でその電解質濃度に比例する。

5.2.2 患者監視装置（ベッドサイドコンソール）

患者監視装置は，透析治療が安全で良好に可動するうえで，各部分が正確に作動しているかを連続的に観察する機構である。大きく分けて血液系監視部分と透析液系監視部分からなる。

(1) 血液系監視部分

血液系監視部の構成を図5.13に示す。

1）動脈側陰圧検知器

動脈側陰圧検知器とは，バスキュラーアクセスから血液ポンプまでの血液回路内の陰圧を検出する。これはバスキュラーアクセスからの血液流量が不足したとき警報音を出し，自動的に血液ポンプを停止させる。

2）血液ポンプ

血液ポンプは，血液の体外循環に用いる2〜4個のローラで構成

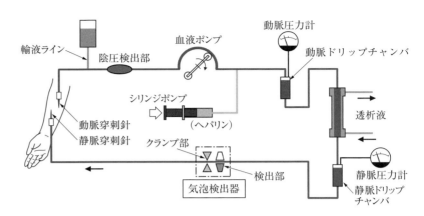

図 5.13　患者監視装置

されている。血液回路のポンプチューブ内径とポンプ回転数から流量を換算して表示する。なお、血液をスムーズに脱血するにはポンプ側壁とローラとの間隔調整が大切で、血液ポンプで圧開度水柱 1.0〜1.5 m を閉塞できるように調整する（オクルージョンテスト）（図 5.14）。

オクルージョン：血液ポンプの圧開度を言い、締め付けがきついと血球破壊を起こし、緩いと設定した血液流量が得られない。1.0〜1.5 m の水柱を立て調整する。

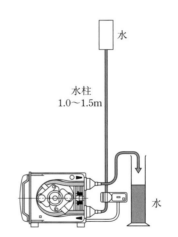

図 5.14　オクルージョンテスト

点検方法は、血液回路を装着し、水を流して 1 分間当たりの流量をメスシリンダーを用いて実測する。また、透析施行中では簡易的方法として、回路内にエアを注入し一定距離を移動するのに要する時間〔秒〕を測定する（エアブリング法）。

$$Q_b = \frac{\pi \cdot r^2 \cdot l \cdot 60}{t} \ \mathrm{[m}l\mathrm{/min]}$$

r：血液回路内半径，l：エアの移動距離，t：秒

3）シリンジポンプ

シリンジポンプとは，血液を体外循環するために抗凝固剤であるヘパリンなどを一定速度で持続注入するポンプである。注入量は微量なため精度の高いパルスモータ方式が普及している。シリンジ内に一定の圧力がかかると警報音を発する。そのほか，ギアモータ方式のものもある。

4）動脈側回路内圧計

動脈側回路内圧計とは，ダイアライザ入口部の圧力を測定するための圧力計で，血液回路動脈側のエアトラップ（チャンバ）の圧測定ラインよりモニターする。この圧力計は，ダイアライザ内および動脈側回路内の血液凝固の形成状況を知ることができる。

5）静脈側回路内圧計

静脈側回路内圧計とは，血液回路静脈側のチャンバの圧測定ラインよりモニターする。この圧力計は，ダイアライザ内および静脈側回路内の血液凝固の形成状況を知ることができる。とくに静脈側留置針の留置状況（凝血塊の有無や血管壁への接触など）は鋭敏に反映される。

6）気泡検出器

気泡検出器とは，血液回路内に混入した空気を検出する装置である。血液回路で静脈側チャンバの下からバスキュラーアクセスまでの途中を本検出器にセットする。

測定原理は，血液中の光の透過率を光電素子で検出する光透過式と，超音波の伝播の減衰を検出する超音波伝播式がある。後者のほうが微細な気泡を検出する点で優れているので最近は超音波伝播式が使われている。超音波は液体中の気泡に当たると散乱，反射，吸収されるため，発振源から受信素子への伝播に減衰が起こる。この減衰量を一定の設定値を設けてモニターする。気泡混入という警報が出ると血液ポンプは停止し，血液回路静脈側を遮断する機構となっている。

なお，気泡検知感度は，血液回路内に1 ml以上の空気を単独気泡として通過させたとき，作動しなければならないとの承認基準がある。

(2) 透析液系監視部分

透析液系監視部の構成を図5.15に示す。

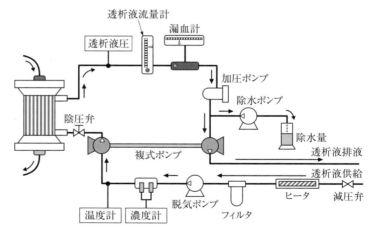

図 5.15　透析液系監視部分

漏血（リーク）：透析膜の破損により，血液が流出すること。体外循環治療中は漏血検出器により監視している。

1) 漏血検出器

漏血検出器とは，ダイアライザの透析膜が破損し，体外循環中の血液が透析液側へ流出したときに透析液出口側より感知する装置である。検出原理は，透析液排液中の光の透過量を光電素子で検知する。漏血を検出したときは警報音を出し，血液ポンプは停止し装置の透析モードは中断する。

なお，漏血検出器の検出感度は，ヘマトクリット値 20% の血液 0.5 ml を 37℃の透析液 1 l に入れた液を通過させたとき，作動しなければならないとの承認基準がある。

2) 温度計

透析液の温度調節は 40℃以下で調節できる機構でなければならない。透析液温度をサーミスタで検出し，透析液温度が 41℃を超えると警報音を発してヒータ電源を遮断し，透析液供給を停止する。

3) 透析液回路内圧計

透析液回路内圧計とは，ダイアライザを通過する透析液の圧力を表示し，限外濾過圧のうち透析液圧を反映する。除水制御に関与する。

4) 除水制御装置

除水制御装置とは，単位時間当たりの除水速度を正確に行い総除水量を表示する装置である。陽圧および陰圧による TMP 制御と密閉系透析液回路より定量ポンプによる制御がある（図 5.16）。

現在，密閉容量制御が一般的であり，図 5.16 に示す複式ポンプ方式をはじめ，シリコンオイルを封入した部屋を設けたビスカスコ

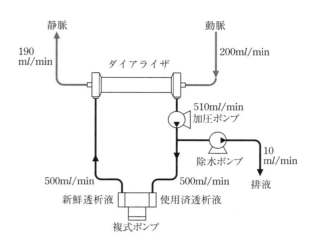

図 5.16　除水制御のしくみ

ントロール方式，1枚のダイアフラムで隔てたチャンバを2つ使用したダブルチャンバ方式などがある。

5.2.3　個人用透析装置

　個人用透析装置とは，透析液供給部分と患者監視部分（コンソール）を一体型にした装置である。個人用透析装置では，処理水（RO水など）と透析液原液の希釈率を変更することにより，また，透析液にナトリウムを注入することにより，患者個々に応じた透析液組成を処方することができる（例えばNa^+やK^+濃度を上げるなど）。

5.3 透析中の安全管理

5.3.1 生体側

(1) 血液回路内圧

動脈・静脈側圧は，体外循環を良好に保つための良き指標となる。上限警報は回路内圧の上昇であり，回路内あるいは穿刺針の血液凝固や血液ポンプ後の回路のねじれなどを確認する。

一方，下限警報は回路内圧の低下であり，脱血不良あるいは回路と穿刺針，ダイアライザとの接合部の外れなどを確認する。警報設定は上・下限 ±50 mmHg 程度で設定する。

(2) ダイアライザのリーク

漏血警報が鳴ったら，直ちにダイアライザ透析液出口部を目視して血液を確認する。目視ができなくても尿検査紙などで潜血反応を確認する。ダイアライザのリークが確認できたら，ダイアライザ内の透析液を捨て，直ちに回収しダイアライザを交換する。透析液中の細菌，エンドトキシンなどによる感染をできるだけ阻止する。ダイアライザ膜の耐圧は 500 mmHg である。

(3) ダイアライザ内血液凝固

ダイアライザ内が凝固すれば，有効面積が減り拡散効率が落ちる。血液が循環中は目視しにくいので生理食塩水を流して確認する。監視系では，血液回路動脈側圧力が上昇する。また，UFR の劣化により TMP では透析液圧が計算値以上に陰圧を示す。

5.3.2 装置側

(1) 透析液の濃度異常

透析液濃度は電気伝導度により連続的に計測されているが，日頃より浸透圧計あるいは電解質測定器により測定することが重要である。透析中に濃度異常が起こったら伝導度が復旧するまで待ち，電解質濃度を測定して確認後，透析を再開する。

(2) 透析液の温度異常

透析液温度が41℃を超えると透析液の供給を停止する。これ以上の液温では溶血を起こすこともある。

(3) 透析液気泡

透析液中に気泡が存在すると，透析液濃度を不安定にし，除水量の誤差を招き，ダイアライザ内では透析有効面積を減少するなど，透析療法を施行するうえで問題となる。透析液は透析液中の溶存ガスを含めて脱気装置により 500 mmHg の陰圧をかけて脱気されている。

5.4 透析装置の洗浄・消毒

透析装置の消毒には，一般的に薬液消毒が行われている。薬剤は塩素系と酢酸系の洗浄・消毒剤があり，洗浄・消毒は1日1回業務終業時に行われる。また重曹透析装置では，透析液配管や装置配管チューブ内にカルシウムやマグネシウムの炭酸塩の沈殿物が生じるため，塩素系薬剤を使用している場合は，2週間に1～2回の割合で酸洗浄を行い溶解する。炭酸塩の沈着は透析液供給を困難にするだけでなく，細菌が生着すると菌の繁殖巣となる。これをバイオフィルムという。バイオフィルムには消毒剤が浸透しにくく，そのためエンドトキシン汚染の原因となる。

近年，排水中に含まれる薬剤による環境への影響や，熱伝導による消毒効果が高いなどの理由から，以前に行われていた熱湯消毒も見直されてきている。熱湯消毒には炭酸塩除去のため，クエン酸を主成分とする酸洗浄剤が用いられている。

バイオフィルム：RO配管や透析液配管内に発生する細菌による構造体。コロニー（菌集落）を形成し，透析液の汚染原因となる。バイオフィルム内の細菌は薬剤や免疫に対する抵抗が高い。

5.4.1 洗浄・消毒工程

洗浄・消毒方法には，シングルパス方式と一定時間薬剤を滞留させる封入方式がある。

(1) シングルパス方式

　①水洗→薬液洗浄→水洗 ≫ 水洗→液置換→スタンバイ

　②水洗→酸洗浄→水洗→薬液洗浄→水洗 ≫ 水洗→液置換→スタンバイ

(2) 封入方式

　①水洗→薬液洗浄 ≫ 水洗→液置換→スタンバイ

　②水洗→酸洗浄→水洗→薬液洗浄 ≫ 水洗→液置換→スタンバイ

薬液には，次亜塩素酸ナトリウム（NaOCl）が一般的に用いられている。近年，バイオフィルムに浸透し強い洗浄力をもつ界面活性剤を次亜塩素酸ナトリウムに配合した薬品も使用されている。

酸洗浄には，氷酢酸が一般的に用いられている。しかし，酢酸は

強い刺激臭をもつため，リンゴ酸とクエン酸の配合品など，酢酸を含まない酢酸代替薬品も使用されている。また，炭酸塩の溶解だけでなく，消毒効果を兼ね備えた過酢酸系洗浄・消毒剤も使用されている。

> **課題**

1. 透析液供給装置を操作するための監視と制御の項目をまとめなさい。
2. コンソールにおける血液側監視部と透析液側監視部の回路図を描きなさい。
3. バイオフィルムとは何か。

第6章
バスキュラーアクセス

6.1 シャント

シャント：恒久的バスキュラーアクセスの1つで，動脈と静脈を人為的に短絡させたバスキュラーアクセスのこと。動脈血を静脈に循環させることにより，容易に血流を確保できる。内シャントと外シャントがある。

血液透析を施行するには，200 ml/min もの血液を循環させなくてはならないため，表在の静脈では不可能である。そのため，血液の通路を確保する必要があり，これをバスキュラーアクセスと呼ぶ。バスキュラーアクセスには，緊急時など一時的にカテーテルを留置する方法があるが，基本的には，動脈・静脈を手術により吻合し短絡させる。これをシャントという。

6.1.1 外シャント

シリコンチューブにテフロン性のチップを両端に付けたカニューレを前腕の動脈と静脈に挿入し，シリコンチューブを前腕上に露出させておく。血液透析時はシリコンチューブを外し，血液回路に装着する（図 6.1）。

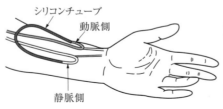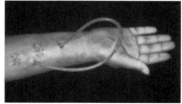

図 6.1　外シャント

長所：手術後すぐに使用できる。穿刺の必要がない（痛くない）。血栓ができても除去しやすい。

短所：感染が起こりやすい。血栓が起こりやすく開存期間が短い。

6.1.2 内シャント

一般的には，橈骨動脈と橈側皮静脈とを直接吻合する。この手術により静脈に動脈血が流入し豊富な血液流量となる。血液透析時には，穿刺針を2本挿入し体外循環を行うが，この静脈は表皮に近いため，穿刺が容易となる（図 6.2）。

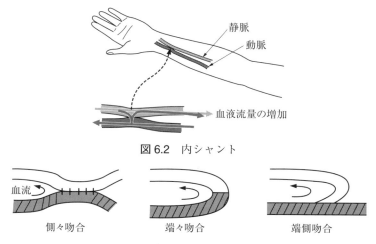

図 6.2　内シャント

図 6.3　内シャントの吻合術式

血管吻合術式には，側々吻合，端側吻合，端々吻合の3種類ある（図 6.3）。

長所：感染の危険性は少ない。開存期間が長い。
短所：手術後すぐには使用できない。血栓ができると除去しにくい。透析ごとに穿刺が必要で痛みを伴う。

穿刺時の痛みに対して，貼付用局所麻酔剤であるリドカインテープやクリーム状の外用局所麻酔剤を穿刺30分から1時間前に穿刺部位に貼付することで，その痛みを緩和することができる（図 6.4）。

リドカインテープ：局所麻酔作用のあるリドカインをテープ状にしたもの。静脈留置針穿刺時の疼痛緩和を目的として静脈留置針穿刺予定部位に約30分間貼付する。

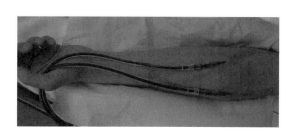

図 6.4　内シャントへの穿刺（口絵参照）

グラフト：内シャント作成用の自己血管が得られない場合，人工血管や代用血管を移植すること。

6.1.3　グラフト

グラフトとは，バスキュラーアクセスを作製するなかで，血管や代用血管を移植することをいう。内シャント術の動脈・静脈吻合で適当な血管がないときにグラフトを施行する。

グラフトには，大伏在静脈のような自己血管と人工血管が使用される。

人工血管には以下のようなものがある。

① 生体材料人工血管：仔ウシやブタの頸動脈を加工したもの（Bovine graft, Swine graft），ヒト臍帯静脈を加工したもの
② 合成高分子材料人工血管：現在，本邦ではテフロンを伸延加工した Expanded Polytetrafluoroethylene（e-PTFE），ポリウレタン素材からなり3層構造をもつ Polyurethane（PU），ポリオレフィン・スチレン系エストラマー・ポリエステルの3層構造をもつ Polyolefin elastomer polyester（PEP）の3種類が用いられている。

6.1.4 シャント合併症

シャント合併症には，狭窄，閉塞，スチール症候群，静脈血高血圧症（図6.5），動脈瘤，静脈瘤，感染などがある。また，グラフトでは吻合部で血清腫（セローマ）がみられることがある。

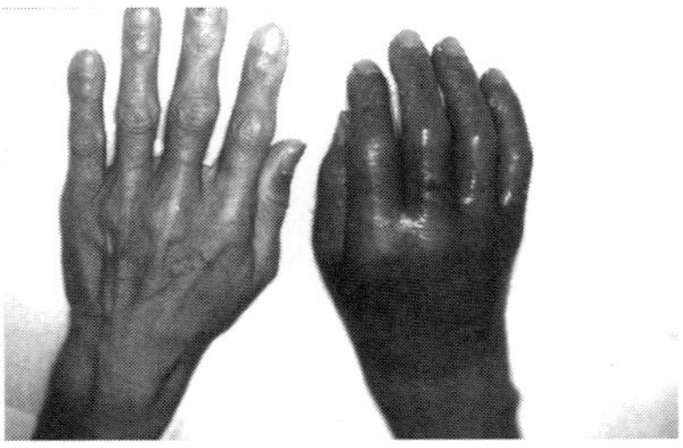

スチール症候群：シャント作成により多量の血液が静脈に流れ込み，末梢部分が虚血症状となる。症状としては手掌部の冷感・変色・しびれが現れ，症状が進むと安静時疼痛や潰瘍・壊死にまで至る。

静脈血高血圧症：シャント作成により，シャント血の流れる血管の一部が狭窄または閉塞を起こすことなどにより，シャント血管内圧が慢性的に高くなった状態。手背に浮腫が起こるなどの症状がみられる。

図6.5 静脈血高血圧症（口絵参照）

6.2 そのほかのバスキュラーアクセス

6.2.1 動脈表在化

シャント，グラフト作製が困難なとき，動脈表在化法を施行する。四肢の動脈は筋膜の下にあるので，穿刺や止血が困難であるため，筋層から皮下へ移行させる。

動脈表在化は血流がシャントしていないので心臓に対する負担はなく，シャント血流が負担となる心疾患のある場合には利点となる。しかし，動脈であるため止血に時間を要する。

6.2.2 留置カテーテル

バスキュラーアクセスとして使用する留置カテーテルには，緊急時に一時的に使用するテンポラリーカテーテル（Temporary catheter）とシャント，グラフト作製が困難なとき，長期間使用するためのカフがついたパーマネントカテーテル（Parmanent catheter）がある。

カテーテルは内頸静脈，大腿静脈などに血流と同じ方向に挿入する。血液浄化終了後はカテーテル内で血栓形成を防止するために，ヘパリンロックやウロキナーゼをコーティングした内筒を留置する。

カテーテルにはルーメンの数，材質，内腔の形状，カテーテル先端の形状，抗血栓性素材の使用などの違いによりさまざまなものがある。

①シングルルーメンカテーテル：主に脱血用のカテーテルで，腕などの静脈に留置した穿刺針に返血する。外径が他のカテーテルに比べ細いため，感染のリスクが少ない（図6.9(下)）。

②ダブルルーメンカテーテル：脱・送血が1本のカテーテルで行える。臨床で用いられる大半は，ダブルルーメンカテーテルである（図6.6，図6.9(中)）。

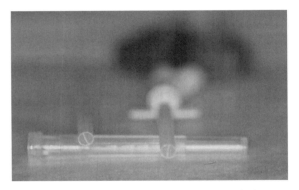

図6.6 ダブルルーメンカテーテルの断面

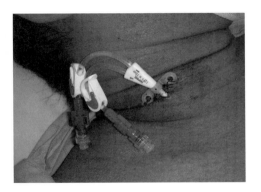

図6.7 テンポラリーカテーテルの留置（口絵参照）

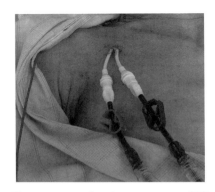

図6.8 パーマネントカテーテルの留置

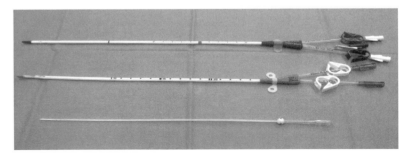

図6.9 （上）トリプルルーメンカテーテル，（中）ダブルルーメンカテーテル，（下）シングルルーメンカテーテル

③トリプルルーメンカテーテル：多臓器不全症例など，複数の点滴ラインが必要なときに使用する（図6.7，図6.9（上））。

6.2.3 直接穿刺

　直接穿刺とは，前腕動脈や大腿静脈，あるいは外頸静脈などの血流が豊富な血管を穿刺する。この方法は穿刺針を留置するのではなく，単回で抜去する。バスキュラーアクセスとしては簡便だが，穿

刺や止血が困難である。

6.2.4 穿刺針

穿刺針にはたくさんの種類がある。塩化ビニールやシリコンのチューブがついた針先の短い金属針，金属の内筒針とプラスチックの外筒針の二重構造を持つプラスチック針がある。同一部位を反復穿刺してボタンホールと呼ばれる固定穿刺ルートを作製し，これに沿って毎回同一部位を先端が鈍く丸められたものや，先端が丸く棒状に加工された穿刺針を挿入することで無痛穿刺が可能なものもある。

金属針，プラスチック針は，使用後に針の先端をプラスチックカバーなどで覆うことにより，スタッフの手指を傷つけないよう工夫されたものがある。この穿刺針のことをセーフティー針（安全針）と呼ぶ。

ボタンホール：皮膚表面からシャント血管までの穿刺ルートをバイオホールスティックにて形成する。ホール形成後は穿刺針を用いて毎回同じ位置に穿刺を行う。痛みが緩和されシャントの長期保存が期待される。

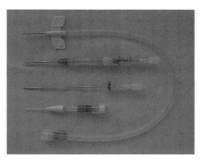

図 6.10　穿刺針

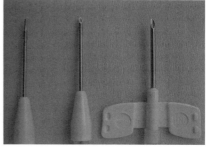

図 6.11　ボタンホール針

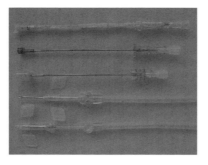

図 6.12　セーフティー針

課題

1. 緊急時のバスキュラーアクセスについてまとめなさい。
2. 内・外シャントの長所・短所は何か。
3. 長期シャントの合併症について調べなさい。

第 **7** 章

抗凝固法

7.1 抗凝固剤

　体外循環を必要とする血液浄化法では血液抗凝固法が重要である。1915年にHowellとMcleanにより発見されたヘパリンは，従来より血液透析に用いられ，その安定した抗凝固作用は広く実証されている。しかし近年，多様な状況下で血液浄化が施行されるようになり，ヘパリンの問題点が指摘されてきた。このような状況下でヘパリンに代わるいくつかの抗凝固剤が開発され，体外循環治療を保持している。

7.1.1　ヘパリン

　ヘパリンは硫酸基を含んだムコ多糖類で，分子量は16 000～20 000程度である。現在市販されているものは，ウシの肺，肝臓やブタの腸粘膜から抽出，精製されたものであり，1 ml 中に1 000単位を含んでいる。

　抗凝固機序は，ヘパリンは主に血中アンチトロンビンと結合して第Xa活性の抑制と，第Ⅱ因子から第Ⅱaへの転化を抑制し第Ⅱaであるトロンビン生成の抑制にある。生物学的半減期は約1.5時間である（図7.1）。

アンチトロンビン：分子量58 000の蛋白質で抗凝固作用を有しており，血液凝固因子である第Xa因子や第Ⅱa因子（トロンビン）などのセリンプロテアーゼと結合し，その作用を阻害する。

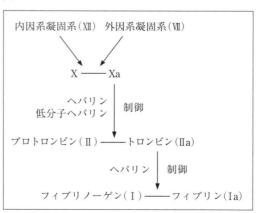

図7.1　血液凝固系カスケードとヘパリンの作用

7.1.2 低分子ヘパリン

ヘパリンを化学処理したムコ多糖類で，分子量4 000～6 000程度である。1 ml中に1 000単位を含んでいる。

抗凝固機序は，血中アンチトロンビンと結合して主に第Xa活性の抑制にあり，抗トロンビン活性（IIa）は少ない。したがって，血液の凝固は抑制でき，出血が少ない状態で体外循環が可能となる。生物的半減期は2～4時間とヘパリンに比べて長い。

> **低分子ヘパリン**：ヘパリンを化学処理し分子量4 000～6 000に精製した抗凝固剤。アンチトロンビンと結合し凝固第Xa活性を抑制し，トロンビン活性（IIa）の抑制は少ない。生物学的半減期はヘパリンに比べると長い。

7.1.3 プロタミン

サケの精子より精製し塩基性の強い蛋白である。ヘパリンおよび低分子ヘパリンの中和剤として使用されている。1 ml中に10 mgを含んでいる。

ヘパリン中和機序の詳細は明らかではないが，強塩基性のプロタミンは強酸性のヘパリンと安定した塩をつくるためとされている。また，中和量はヘパリン1 000単位に対しプロタミン10 mgをゆっくりと静脈内に投与する。急速投与は，血圧下降，徐脈，悪心，嘔吐などの有害作用を招くことがある。

> **プロタミン**：ヘパリンおよび低分子ヘパリンの中和剤として用いられる強塩基性ポリペプチド物質。

7.1.4 蛋白分解酵素阻害剤

トロンビンなどの血液凝固因子は，その作用からするとトリプシン様セリン蛋白分解酵素である。そのため，その作用を抑える蛋白分解酵素阻害剤は血液凝固阻害に有効である。

メシル酸ナファモスタット（Nafamstat mesilate）は，分子量539の蛋白分解酵素阻害剤で，生物学的半減期は約8分と非常に短く，出血性病変を有する場合には有効な抗凝固剤となる。プラスに帯電しており，マイナス荷電のPAN膜に吸着される。時に発赤，胸部不快感，腹痛，嘔吐，発熱，呼吸困難，アナフィラキシーショックなど重篤な副作用をきたすことがある。

また，本製剤は白色の結晶性粉末であるため，使用時に5％ブドウ糖溶液で溶解して使用する。生物的半減期は8分と短い。

7.1.5 合成抗トロンビン剤

ヘパリンや低分子ヘパリンは血中アンチトロンビンの存在下で有効で，アンチトロンビン欠損症あるいは低下症（正常値の70％以

下）では無効となる。アルガトロバン（Argatroban）はトロンビンに結合し，その作用を阻害する。生物的半減期は30分である。

本剤は，アンチトロンビン欠損症または低下症およびヘパリン起因性血小板減少（HIT）Ⅱ型患者の体外循環時の血液凝固防止として使用される。

7.1.6　ヘパリン製剤

ヘパリン製剤は，ガラス管に入ったアンプル製剤，バイアル製剤とシリンジ容器に入ったシリンジ製剤がある。アンプル・バイアル製剤は1 ml 中に1 000単位を含んでいる。シリンジ製剤には1 ml 中に100・150・200・250単位含んだものがある（図7.2）。

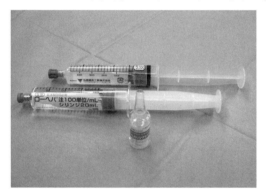

図7.2　ヘパリン製剤

7.2 ヘパリン投与法

抗凝固法としてヘパリンを投与する方法には，次の3種類の方法が用いられる。

7.2.1 全身ヘパリン化法

ヘパリンを身体全体に投与する方法で，血液透析開始時に動脈側回路内に投与する。出血性病変を有しない場合に用いる一般的な抗凝固法である。

(1) 単回投与法

透析開始初期にヘパリンを多量投与し，終了時まで投与しない方法をいう。主に半減期の長い低分子ヘパリンが用いられる。シリンジポンプなどの持続注入器を必要としない。

(2) 持続投与法

透析開始初期にヘパリンをある程度の量を投与し，以降は持続注入器により一定の量を投与していく方法である。例えば，初期投与量1 000～3 000単位，持続投与量500～1 000単位程度で施行する。現在，最も広く用いられている抗凝固法である。

7.2.2 局所ヘパリン化法

血液回路動脈側よりヘパリンを，静脈側回路よりプロタミンを投

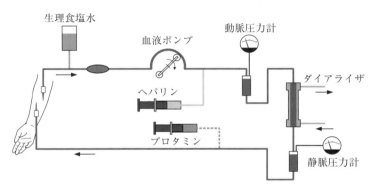

図7.3 局所ヘパリン化法

与して，体外循環中の回路内だけをヘパリン化する方法である（図7.3）。以前は出血性病変を有する場合に用いられていたが，現在ではNafamstat mesilateが使用されている。

7.2.3 限界ヘパリン化法

血液凝固時間を測定し回路内チャンバなどを観察しながら，少量のヘパリンを投与していく方法である。限界ヘパリン化法では，回路内圧や動・静脈チャンバ内のフィブリン析出の有無を確認することも重要である。

課題

1. 血液凝固の内因系，外因系凝固カスケードを書きなさい。
2. ヘパリン，低分子ヘパリン，蛋白分解酵素阻害剤の血液凝固抑制作用，生物学的半減期，使用方法をまとめなさい。
3. 出血凝固時間について調べなさい。

第8章 透析患者の合併症

透析患者の合併症

　腎臓の機能としては，老廃物の排泄，水分量の調節，電解質の調整，酸塩基平衡の維持，内分泌機能（レニン，エリスロポエチン），ビタミンDの活性化によるカルシウム，リン，骨代謝といった細胞外環境（体液）の恒常性を保つというものがある。これらの機能が低下した末期腎不全に対する治療法として透析療法と腎移植の2つの方法がある。ここでは，透析療法の合併症について述べる。しかし，以下に述べるような合併症が透析を開始した時点から突然始まるわけではない。透析を導入されるまでの保存期腎不全の状態から循環器疾患，骨病変への進行が始まる。

　また慢性腎臓病（CKD）からは脳梗塞，心筋梗塞などの動脈硬化症といった循環器疾患が多く出現することがわかりつつある。最近では，微量アルブミンの出現が内皮機能障害を反映するとされ，動脈硬化症の心腎連関という表現がされつつある。また骨病変（骨粗鬆症）と動脈硬化症，心血管イベントは相関があり，骨血管相関と表現されたりもする。透析患者の合併症は以下のようなものがある。

8.1.1　心血管病変

(1) 心不全

　透析患者の死亡原因として最も多いのは心不全であり，脳血管障害を合わせると約3～4割を占めている。このように循環器系合併症が最多である。

　透析患者にみられる心不全は，恒常的な循環血液量の増加，また腎性貧血やシャントによる高拍出性心不全である。

　この予防法や治療法としては，減塩を中心とした食事療法，飲水制限またドライウェイトの管理といった適正な水分管理，血圧管理，エリスロポエチンなどを用いた貧血管理などがある。

(2) 虚血性心疾患（狭心症，心筋梗塞）

　透析患者における動脈硬化については，高齢化，高血圧，糖尿病の増加，脂質代謝異常，高ホモシステイン血症，二次性副甲状腺機能亢進症など，多くの因子が複雑に関連しているが，特にカルシウム，リン代謝異常により異所性石灰化や冠動脈硬化症が起こり，冠動脈狭窄や冠動脈拡張予備能の低下などが原因となっている。

(3) 脳血管障害

　脳梗塞と脳出血を合わせて脳卒中という。一般的に脳血管障害の危険因子としては，年齢，男性，高血圧，高脂血症，合併している心疾患，喫煙，飲酒，肥満などが存在する。なかでも特に高血圧は最大の危険因子である。

　血液透析自体は，脳圧を亢進させるので，透析の際には緩徐で持続的な透析，または短時間頻回の血液透析を行うようにする。

8.1.2　貧血

　透析患者での貧血は，赤血球寿命の短縮，鉄欠乏，尿毒症物質による骨髄造血の抑制，抗凝固剤の使用もしくは尿毒素による出血傾向などの因子が関与するが，大きな因子としてはエリスロポエチンの欠乏である。このエリスロポエチンの欠乏が腎性貧血を引き起こし，残腎機能を低下させ心不全を進行させる。また逆に心不全は腎不全を進行させ，貧血，心不全，腎不全の三者は互いに増悪，進展因子として密接に関与し合い，悪循環を形成する（Cardio-Renal-Anemia；CRA syndrome）。

　このように貧血は透析患者において心血管病変の独立した進展因子となり，貧血の管理が透析患者の予後を大きく作用する。

8.1.3　血圧異常

　透析患者では高血圧と低血圧の両方が生じる。高血圧は，尿量による体液過剰とレニン―アンギオテンシン―アルドステロン系（RAA系）の調節異常が起こり，変動が激しい。至適体重（ドライウェイト）が高めに設定されると高血圧となる。また，低血圧は心不全，ドライウェイトの低めの設定，RAA系の調節異常，貧血，除水速度の多い場合に起こる。

Cardio-Renal-Anemia syndrome：CRA症候群，心腎貧血症候群

レニン―アンギオテンシン―アルドステロン系（RAA系：Renin-Angiotensin-Aldosterone）

慢性腎臓病・骨ミネラル代謝異常（CKD-MBD：Chronic Kidney Disease-Mineral Bone Disorder）

慢性腎臓病（CKD：Chronic Kidney Disease）

心血管病変（CVD：Cardio-vascular Disease）

PTH：Parathyroid Hormone, Parathormone，副甲状腺ホルモン

8.1.4　慢性腎臓病・骨ミネラル代謝異常（CKD-MBD）

　これまで透析患者での骨病変は二次性副甲状腺機能亢進症（後述）が基本として存在し，線維性骨炎に至るというもので，総称的に腎性骨異栄養症として捉えられてきた。しかし，最近では慢性腎臓病（CKD）の進行に伴うビタミンDの欠乏，またカルシウム，リンなどの電解質異常は，二次性副甲状腺機能亢進症や線維性骨炎を引き起こすだけでなく，血管や軟部組織の石灰化，動脈硬化を促進し，心血管病変（CVD）の発症，進展に大きく関与することがわかってきた。そこで，CKDに伴うカルシウム，リン代謝異常，PTH異常，骨代謝障害や異所性石灰化を含めた新たな病態概念としてCKD-MBDが提唱されている。

　骨病変としては，高PTH血症に伴う高回転骨状態である線維性骨炎，活性型ビタミンD欠乏と低カルシウム血症による石灰化障害である骨軟化症，またPTHの相対的欠乏状態による無形成骨がある。

8.1.5　免疫異常

（1）感染症

　腎機能低下に伴い，免疫能が低下する。透析患者でも同様であり，易感染状態にありCompromised host（易感染性宿主）といわれる。ブラッドアクセス感染症，呼吸器感染症，敗血症の頻度が高く重症化しやすい。

　一般の人には起こりにくい結核，真菌感染症なども起こりやすい。透析患者の結核発症率は一般の人に比べて非常に高い。肺外結核の割合が高く，菌の分離が困難で診断が遅れやすい。透析導入期に多いことも特徴である。高熱をきたすことも多く，不明熱をみた際には結核を鑑別診断にあげることが必要である。透析患者では細胞性免疫が低下し，ツベルクリン反応は偽陰性となりやすく判定には注意が必要である。最近では，クォンティフェロンが診断の一助となる。結核菌に特異的な抗原を全血に添加して，血液中のリンパ球（感作されたリンパ球）を刺激し，その結果，放出されるサイトカイン（インターフェロンγ）を定量するというものである。既感染か新規感染かの判定には不向きである。

　真菌感染においては，接合菌（以前にはムコール菌といわれた）

ツベルクリン反応：結核感染の有無の検査。結核菌の抗原であるツベルクリンを皮下注射すると，感染既往者ではT細胞よりリンホカインが放出され皮膚表面が赤くなり腫れる。遅延型アレルギーの1つ。

> β-D-グルカン：真菌がもつ特有の細胞壁の構成成分で，真菌感染症の血清診断に利用される。

以外では，β-D-グルカンの高値が鑑別に有用であるが，セルロース膜のダイアライザの使用においては，高値を示すことがあり注意が必要である。

(2) 悪性腫瘍

透析患者（末期腎不全患者）に悪性腫瘍が発生しやすい。特に透析導入前後に発生が多い。種々の尿毒素や発がん物質の体内蓄積，酸化ストレスの増加に伴うDNA損傷，細胞性免疫の低下（ツベルクリン反応性の低下やT細胞機能異常）などによる免疫異常などが悪性腫瘍を引き起こしやすい原因と考えられている。

悪性腫瘍の種類としては，消化器悪性腫瘍が最も多い。また透析患者の腎がんは一般の人に比べて発症頻度が高く発症年齢も若い。腎がんのほとんどが多嚢胞化萎縮腎（ACDK）より発症する。このACDKは透析期間が長くなるほど合併しやすいため，透析歴が長くなるほど腎がんも発生しやすくなる。両側，多発性であることが多い。

> 多嚢胞化萎縮腎（ACDK：Acquired Cystic Disease of the Kidney）

8.1.6 皮膚掻痒症

腎機能が低下し尿毒症に至る過程で，皮膚掻痒症が起こる。血液透析においては，血液が透析膜という異物に接触することによりアレルギー反応が起こり，ヒスタミン，そのほかのサイトカインが放出され痒みを引き起こすと考えられている。また，カルシウム剤やビタミンDの投与により血清カルシウムが上昇したときや皮膚内カルシウムが増加したとき，転移性石灰化が起こっているときなどにも痒みが起こるとされている。二次性副甲状腺機能亢進症を治療し，カルシウムやリンのコントロールをすることで痒みが治まることもある。透析に伴う皮膚病変としては，皮膚の乾燥，色素沈着などもあるが，このうち皮膚の乾燥が掻痒を引き起こすこともある。

8.1.7 そのほかの異常

(1) 尿毒症性心膜炎，尿毒症性胸膜炎

尿毒素が蓄積した状態では，血性の心囊液，胸水が貯留することがある。

(2) Restless leg 症候群

むずむず足症候群ともいわれ，いらいら感や不眠の原因となる。

(3) 透析困難症

心不全や敗血症などによって低血圧となり，除水困難となって血液透析の施行が困難になることをいう。透析時の昇圧剤の投与や，それでも無効のときには，血液透析濾過（HDF）や緩徐持続血液透析（CHD）を行う。

(4) 栄養障害

長期透析患者では，コレステロール値やアルブミン値が低下することが多い。透析患者での生存率が血清アルブミン値と相関することからも，栄養障害が心血管障害や感染症と大きく関連していることが推察される。

(5) MIA症候群

透析患者では栄養障害（Malnutrition），炎症（Inflammation），動脈硬化（Atherosclerosis）が関連して悪循環を形成し，透析患者の生命予後に大きな影響を及ぼすとも考えられていて，MIA症候群と呼ばれる。

8.2 長期透析患者の合併症

長期に透析療法を受けていると，いくつかの合併症が出現してくる。以下に主な合併症について述べる。

8.2.1 透析アミロイドーシス

アミロイド骨関節症の1つである手根管症候群の原因として，アミロイドの沈着が発見され，その主成分が β_2-ミクログロブリン（β_2-MG）であることが明らかにされた。体内で産生された β_2-ミクログロブリンは腎臓の尿細管上皮細胞で分解排泄されるが，腎不全では蓄積する。

手根管は手掌の手関節近くにある靱帯と骨に囲まれた細いトンネル状の通路で，正中神経がここを通っている（図8.1）。手根管症候群の症状は，しびれ感および疼痛であり，その治療法は手根管解放術を施行する。

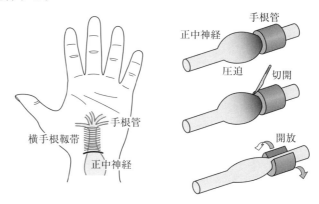

図8.1 手根管の位置(左)と手根管解放術(右)

もう1つのアミロイド骨関節症は骨囊胞である。アミロイドの沈着部位は骨が最も多く，多くは骨囊胞がみられる。沈着の起きた手関節は疼痛を伴い，特に肩の疼痛が多い。その好発部位は上腕骨頭，頸椎，膝関節などである。

予防法としては β_2-ミクログロブリンの積極的な除去である。そ

のため，膜孔径の大きいダイアライザを用いた HD，HDF，HF，さらなる除去を目指して On-line HDF や β_2-ミクログロブリン吸着法などの血液浄化法の工夫が施行されている。

8.2.2　二次性副甲状腺機能亢進症（続発性上皮小体機能亢進症）

ビタミン D は，肝臓で水酸化を受け 25 位の炭素に OH 基が結合して $25(OH)D_3$ となる。その後腎臓で水酸化を受け 1α 位に OH 基が結合し，$1\alpha, 25(OH)_2D_3$ となり，活性型ビタミン D として作用し腸管からカルシウムを吸収する。腎不全では，この代謝系が阻害され血清カルシウム値は低下する。一方，腎不全ではリン排泄能は低下し高リン血症を呈する。カルシウム×リンを一定に保とうとする恒常性により血清カルシウム値は低下する。

血清カルシウム値が低下すると，副甲状腺（上皮小体）よりホルモン（PTH）が分泌され，骨よりカルシウムを遊離させ（骨吸収），血中のカルシウム値を上昇させる。このことが慢性的に繰り返されることにより PTH の過剰分泌が持続する。当初は副甲状腺のサイズは大きくなく，単に PTH 値が増加するという機能的な二次性副甲状腺機能亢進症という段階であるが，PTH の過剰分泌が長期にわたり持続すると，副甲状腺の肥大，過形成といった病的腫大が起こり，二次性副甲状腺機能亢進症と呼ばれる病態が発生する。

主な骨病変としては，骨吸収などによりカルシウムなどの骨塩量が減少する骨粗鬆症がみられる。骨粗鬆症の状態は全身に起こり，橈骨前腕 1/3 での骨塩低下が顕著である。

PTH の過剰分泌が続くと，甲状腺の裏にある米粒大の副甲状腺の 4 腺は，肥大化して喉を圧迫してくる。PTH の値は，現在臨床の場では一般にインタクト PTH（i-PTH）として測定されている。

(1) 二次性副甲状腺機能亢進症の治療

1) 血清リン値を下げる

食事療法，炭酸カルシウム製剤の投与，セベラマー塩酸塩（ポリカチオンポリマー）の投与，透析効率を上げるなどにより血清リン値を下げる。

血液透析のダイアライザのリン除去能や腹膜透析での腹膜のリン除去能は高くない。尿量が低下して残腎機能が低下した場合に，標準的な透析を行い規定の 1.2 g/kg の蛋白摂取の食事療法を行うと，血清リン値は必然的に増加する。そこで，これらの炭酸カルシウム

副甲状腺ホルモン（PTH：Parathormone）：上皮小体（副甲状腺）から分泌されるポリペプチドホルモンで，骨においては破骨細胞を増加させてカルシウムを遊離させ（骨吸収），血中のカルシウム濃度を上昇させる。

製剤，塩酸セベラマー，炭酸ランタン，鉄含有製剤といった経口リン吸着薬が必要になってくる。

2) 活性型ビタミンDの投与

ビタミンDには，副甲状腺ホルモンを抑制する作用がある。ただし，血清カルシウム，リン値も上がるので，使用の際には注意が必要である。臨床の場では，経口薬と注射薬があり，即効性を求める場合には注射薬を使用する。

3) カルシトニンの投与（エルシトニンなど）

高カルシウム血症の場合や骨粗鬆症の骨痛に対して使用する。

4) カルシウム感知受容体（CaSR）作動薬

血清カルシウムが高値のためにビタミンDの使用が困難な場合は，カルシウム感知受容体（CaSR）作動薬が最近使用可能となった。これはカルシウムでないが，生体にとってはカルシウムと勘違いするような薬剤であり，実際の血清カルシウムは上昇させないが，副甲状腺細胞の膜表面のカルシウム受容体に直接結合し，i-PTHの分泌を抑制するものである。

5) 副甲状腺機能全摘出術と副甲状腺移植術

肥大した副甲状腺4腺とも摘出して，そのうち最もサイズの小さい副甲状腺を前腕に移植する（図8.2）。残存した副甲状腺が存在すると，残存副甲状腺も腫大を起こし，再び二次性副甲状腺機能亢進症が起こる。そこで，サイズの大きいものだけでなく，小さいものも含めすべて摘出し，最も肥大度合いの少ない，すなわち正常に組織構造が近いと思われるサイズの最も小さい一腺をカットして，さ

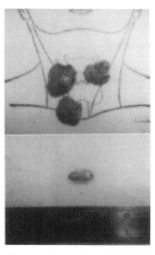

図8.2 摘出された副甲状腺

らにサイズを小さくして前腕に移植する。前腕に移植する理由は，頸部の再手術は癒着のために困難であるためである。

手術の合併症としては，反回神経麻痺などがある。片側の半回神経麻痺では嗄声が起こり，両側の半回神経麻痺では声帯が開かず，呼吸困難が生じる。

> **カルシウム，リン管理について**
>
> 日本透析医学会より2006年に透析患者における二次性副甲状腺機能亢進症治療ガイドラインが発表されている。生命予後を重視した観点より，血清リンを3.5～6.0 mg/dlにコントロールする，血清カルシウムを8.4～10.0 mg/dlにコントロールする，i-PTHを60～180 pg/mlにコントロールするとされている。この優先順位は，血清リン，血清カルシウム，i-PTHの順となっている。

(2) 異所性石灰化

手足の関節，血管動脈壁，眼球結膜などにカルシウムが沈着し，関節では疼痛を伴ったり，結膜では出血を伴う（Red eye）。

このような腎不全下でみられる骨障害を総称して，古典的には腎性骨異栄養症という。最近ではCKD-MBD（Chornic Kidney Disease-Mineral Bone Disorder；慢性腎臓病に伴う骨ミネラル代謝異常症）という表現に取って代わられた。

一方，甲状腺のC細胞よりPTHと反対の作用（骨からのカルシウムの遊離を抑制）を有するカルシトニンが分泌される。

(3) 上皮小体機能亢進症の処置

①血清P値を下げる（食事療法，炭酸カルシウム製剤の投与，セベラマー塩酸塩（ポリカチオンポリマー）の投与，透析効率を上げるなど）
②活性型ビタミンDの投与
③カルシトニンの投与（エルシトニンなど）
④上皮小体摘出

8.2.3 アルミニウム蓄積症

アルミニウム（Al）は，健常者では主に腎臓から排泄されるが腎不全下では体内に蓄積する。体内侵入経路は経口摂取と透析液である。経口摂取は，経口リン吸着剤として使用されたアルミニウム製

剤が主な原因であったため，炭酸カルシウム製剤に変更された。また透析液では，水道水中のアルミニウムが軟水処理では除去できないためだが，RO装置を用いた水処理により透析液への流入を防止している。このように今日の透析療法下では，アルミニウムの体内蓄積はかなり避けられている。

アルミニウム蓄積の主な症候としてはアルミニウム脳症，アルミニウム骨症（骨軟化症），貧血などがある。

アルミニウムの蓄積は，血清アルミニウム値が高値の場合のほか，低値を示す場合でもアルミニウムの体内蓄積がみられる。蓄積したアルミニウムは，3価の陽イオンのキレート剤であるデスフェリオキサミン（DFO：657 M. W.）の投与で確認されるが（DFO負荷試験），重篤な副作用（視力障害，ムコール症など）が報告されており，慎重に投与する。DFOは体内に蓄積したアルミニウムを血中に引き出し，DFO-Al結合体（中分子量領域物質）となるため，膜孔径の大きいダイアライザを用いてHDやHDF法により効率良く除去する。

キレート：金属の配位化合物において，2座以上の多座配位子が金属イオンの配位座の2つ以上を占めて配位している化合物をいう。ヘモグロビンはポルフィリン類と鉄のキレート化合物であり，その代表例である。

DFO：Desferrioxamine，デスフェリオキサミン

DFO（デスフェリオキサミン）負荷試験：アルミニウム蓄積症の診断に使用される検査方法の1つ。血清アルミニウム濃度と組織内に蓄積したアルミニウム濃度には相関がないため，アルミニウムのキレート剤であるDFOを少量投与し，組織内にどの程度アルミニウムが蓄積しているかを推測する。

課題

1. β_2-ミクログロブリンとはどのようなものか。またどのように産生されるか。
2. アミロイドーシスとはどのような疾患か。
3. PTHについて調べなさい。
4. ムコール症とはどのようなものか。

第9章
腎不全と患者管理

9.1 腎不全と管理

腎不全治療としての透析療法は，日常的に行われ永続的に繰り返される。透析治療が安全に効率良く行われるためには機械側の管理はもちろんのこと，自己による管理を含めて生体側の管理が重要である。

9.1.1 心不全

心不全とは，心臓の血液を循環させるポンプ機能が低下し，全身に十分な血液を送り出せない状態をいう。腎不全患者では，水分貯留によることが多い。しかし，心筋収縮力が低下している場合は，薬物療法が必要となる。強心剤であるジキタリスは透析性が悪く，透析後の血清 K^+ 値の低下により中毒を生じやすいため，血中濃度のモニターが必要である（図9.1，図9.2）。

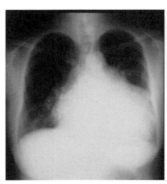 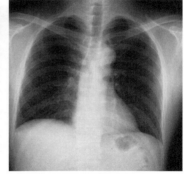

図9.1　心不全の胸部X線写真　　図9.2　健常者の胸部X線写真

9.1.2 高血圧・低血圧

高血圧は，水分貯留による体液量の増加が大部分であるが，レニンのようなホルモン依存性による場合もある。

低血圧は，長期の透析患者の約1/5にみられる。循環血漿量の低下，すなわち標準体重（Dry weight）の設定が低いことや自律神経系の異常によることが原因となる。

標準体重（Dry weight）：透析患者の体液管理に用いる基準体重のことで，心胸郭比，血圧，生化学検査値などをもとに設定する。体内に過剰な体液が存在しないように除水する目標とする体重のこと。

9.1.3 高カリウム血症

高カリウム血症は，血清 K^+ 値が 5.5〜6.0 mEq/l を超える場合をいう。カリウム含量の多い食品を過剰に摂取したときや，急激なアシドーシス，異化亢進など細胞内 K^+ が流出したときなどにみられる。

症　状：手足，口唇のしびれ，脱力感，徐脈，心停止
心電図：T波の尖鋭，P波消失，QRS延長
処　置：イオン交換樹脂の投与（経口，注腸），カルシウム製剤の静脈内投与（心筋の被刺激性を減弱させ，不整脈を予防する目的で投与。血清カリウム濃度を低下させるわけではない），ブドウ糖・インスリンの点滴，重炭酸ナトリウム液の点滴（代謝性アシドーシスの場合），血液透析

9.1.4 検査

(1) 血液検査（表 9.1）

血　　球：赤血球数・ヘモグロビン・ヘマトクリット，白血球数，血小板数
生 化 学：尿素窒素，クレアチニン，尿酸，Na，K，Ca，P，血糖，Fe，フェリチン，総コレステロール，HDL コレステロール，中性脂肪，LDL コレステロール，総蛋白，アルブミン，総ビリルビン，直接ビリルビン，AST(GOT)，ALT(GPT)，γ-GTP，ALP，LDH，i-PTH，hANP，HBs 抗原・抗体，HCV 抗体
血液ガス：pH，PO_2，PCO_2，HCO_3^-

(2) 胸部レントゲン検査

①心不全や胸部病変の発見
②ドライウェイト（Dry weight）の設定
　心胸郭比（CTR）（図 9.3）
$$CTR = \frac{a+b}{c} \times 100 \; [\%]$$

> **CTR（Cardiothoracic Ratio）**：心胸郭比のことを言い，胸部正面単純レントゲン写真より心横径と胸郭横径の比で表したもの。

表 9.1　主な血液検査の基準値表
　　　　（日本臨床検査医学会設定　学生用胸痛基準範囲より抜粋）

検査項目	基準値	単位
赤血球数　RBC	男 4.0〜5.5 女 3.5〜5.0	$10^6/\mu l$
ヘモグロビン　Hb	男 14〜18 女 12〜16	g/dl
ヘマトクリット　Ht	男 40〜50 女 35〜45	%
白血球数　WBC	3.5〜9.0	$10^3/\mu l$
血小板数　Plat	15〜35	$10^4/\mu l$
尿素窒素　UN	8〜20	mg/dl
クレアチニン　Cr	男 0.5〜1.0 女 0.4〜0.8	mg/dl
尿酸　UA	男 3.5〜7.0 女 2.5〜6.0	mg/dl
ナトリウム　Na	135〜145	$m\,mol/l$
カリウム　K	3.5〜4.5	$m\,mol/l$
カルシウム　Ca	8.5〜10.0	mg/dl
無機リン　Pi	2.0〜4.0	mg/dl
血糖　BS	80〜110 未満 （空腹時血糖）	mg/dl
総蛋白　TP	6.5〜8.0	g/dl
アルブミン　Alb	4.0〜5.0	g/dl
総ビリルビン　T-Bil	0.2〜1.2	mg/dl
直接ビリルビン　D-Bil	0.4 未満	mg/dl
アスパラギン酸アミノトランスフェラーゼ　AST(GOT)	10〜35	U/l
アラニンアミノトランスフェラーゼ　ALT(GPT)	5〜30	U/l
γグルタミルトランスペプチターゼ　γ-GT(γ-GTP)	男 10〜50 女 10〜30	U/l
アルカリホスファターゼ　ALP	100〜350	U/l
乳酸脱水素酵素　LDH	120〜220	U/l
副甲状腺ホルモン　i-PTH	10〜60	pg/ml
ヒト心房性ナトリウム利尿ペプチド　hANP	43.0 以下	pg/ml
pH	7.35〜7.45	
PaO_2	80〜100	Torr
$PaCO_2$	35〜45	Torr
HCO_3^-	22〜26	$m\,mol/l$

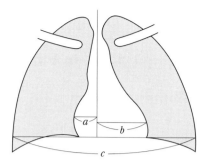

図 9.3 心胸郭比

表 9.2 HD 前後の検査値例

	Na$^+$ 〔mEq/l〕	K$^+$ 〔mEq/l〕	Ca^{2+} 〔mEq/l〕	iP 〔mg/dl〕	Cr 〔mg/dl〕	BUN 〔mg/dl〕	Ht 〔%〕	HCO$_3^-$ 〔mEq/l〕	pH	CTR 〔%〕
HD 前	140	5.5	4.0	6.0	9.5	87	29	20	7.29	53
HD 後	140	3.8	<u>5.5</u>	2.5	3.1	28	<u>32</u>	<u>26</u>	<u>7.45</u>	47

※下線は HD 後に上昇した値

9.1.5 食事

　食事管理が適切でないと，単に栄養的問題だけでなく治療面にも大きく影響する。透析導入前の腎不全（保存期腎不全）では高エネルギー（30〜35 kcal/kg/day），低蛋白食（0.8 g/day 程度），減塩食が基本的な食事療法であるが，透析導入後は透析食（エネルギー 30〜35 kcal/kg/day，蛋白 1.0〜1.2 g/kg/day）となる。減塩が必要なことは保存期も透析期も同様である。

　ナトリウムと水分は密接な関係にあり，ナトリウムの過剰摂取は体液の浸透圧を上昇させ口渇感が起こる。そのため水分を摂取することにより体液の浸透圧は低下するが，水分貯留の原因となる。

　カリウムは主に腎臓より尿として排泄されるため，腎機能低下に伴う高カリウム血症となると，心室細動などの致死性不整脈が起こる場合もあり危険である。そこで透析期では（血液透析では），保存期と同等に厳格なカリウム制限が必要となる。

　また，リンも同様に腎排泄のため高リン血症を起こすと，二次性副甲状腺機能亢進症を招き CKD-MBD へと発展する要因となる。リンについては透析での除去能は概して低く，また保存期よりも摂取量が増えるため経口リン吸着薬が必要となることが多い。透析期のリンコントロールは，生命予後に重要であるとされている（二次

性副甲状腺機能亢進症の項参照）。なお，リンは摂取蛋白量に依存する。

- **透析食の基本**

  エネルギー：30〜35 kcal/kg/day（糖尿病，肥満では程度に応じて減量）

  蛋白：1.0〜1.2 g/kg/day

  水分：800 ml＋尿量　血液透析間の体重増加率は3〜5%以内が望ましい。

  塩分：6 g/day 未満

  カリウム：1 500 mg/day 以下

  リン：700 mg/day 以下

9.2 血液透析中の患者管理

バイタルチェック：血圧・脈拍などの生体情報をチェックすること。特に体外循環治療中では経時的に行う。

血液透析中は何事も起こらず治療を終了することが望まれる。そのためには血圧，脈拍数などのバイタルチェックや症例によっては心電図による監視などが重要となる。

9.2.1 低血圧

血液透析中に最も頻回に起こる合併症である。その主な原因は限外濾過による過度の除水である。徐々に血圧が低下する場合，限外濾過量を下げることにより，再び血圧は安定するが，急激に血圧が低下する場合，すぐに処置をしなければショックに陥ることがある。

透析中の血圧低下に対する処置としては，以下のものがある。

①限外濾過量を下げる。
②生理食塩水を血液回路内に投与し，体外循環中の血液を返血する（等張液を入れることにより，その投与量分の血液量が体内に戻り循環血液量が増す）。
③高張液（50%ブドウ糖溶液，10% NaCl 溶液，マンニトール，グリセオールなど）を血液静脈側回路より投与する（高張液による細胞外液との浸透圧差で水分を血液中に引き込む）。
④昇圧剤（塩酸エチレフリン，カテコラミン類など）を投与する。
⑤透析液ナトリウム濃度を上げる（高ナトリウム透析）。ナトリウム濃度 150 mEq/l 前後に調整する。
⑥透析液温度を 34℃にて血液透析を施行する（低温透析）。末梢血管抵抗を上げる。

9.2.2 四肢の痙攣

透析中に手，足が"つる"という症状がよくみられる。場合によっては長時間続くこともあり，治療を継続するうえで妨げとなる。

過度の除水が一因となっている。

9.2.3 不均衡症候群

透析不均衡症候群（DDS：Dialysis Disequilibrium Syndrome）は，透析を行うことにより頭痛，嘔吐，ひどい場合には痙攣，意識障害，死亡するケースもある。

体液は循環血液，細胞外液（組織間液），細胞内液の3つのコンパートメントに分けられる。透析では，まず循環血液中の老廃物が浄化され，続いて細胞外液（組織間液）中の老廃物が血液へと移行し，細胞外液（組織間液）が浄化されると細胞内液が浄化される。しかし，尿素などの老廃物では各コンパートメントの細胞膜を通過するのは完全に自由ではないため，細胞内液と外液（組織間液）で，ある程度の濃度差が生じる。特に脳の脳脊髄液では尿素をはじめ老廃物の移行は遅く，また酸塩基の是正も遅れる。

このように，細胞内外での濃度差により水分は脳内に移行して脳浮腫が生じ，不均衡症候群は脳圧亢進の臨床症状として表れてくる。不均衡症候群は血液透析導入期に起こることが多く，緩徐で頻回の血液透析を施行することで予防することができる。

> **不均衡症候群**：血液透析において，老廃物の急激な除去により細胞外と細胞内の濃度較差が生じ，透析治療中や治療後に出現するさまざまな症状のことをいう。

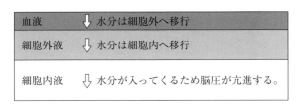

図9.4 体液各コンパートメントへの水分の移行

9.2.4 空気誤入

透析施行中に血液に空気が入った場合，静脈系から右心房，右心室を経て肺動脈に至る。少量なら肺から出るが，大量となれば肺を経て左心房，左心室から全身へ送り出される。この空気が頸動脈や冠状動脈に入ると問題となる。

臨床症状としては，咳，胸痛，胸内苦悶，意識障害，痙攣，血圧低下などが起こる。

処置としては，血液ポンプを止め，頭を下げて左側臥位（右側を上にする）にして，空気が脳に行かないような体位をとる。酸素吸入を行うが，高圧酸素療法であれば空気は圧縮されて量が減り，血

液に溶解しやすいので効果的である。

課題

1. 表9.2に示す血液検査（生化学，血球，血液ガス）の正常値を単位も入れて記しなさい。
2. 不均衡症候群について説明しなさい。
3. 透析中の血圧低下に対する処置をまとめなさい。
4. 高ナトリウム透析について調べなさい。

第10章
血液濾過・血液透析濾過

10.1 血液濾過

血液の浄化を生体の糸球体を模倣して，限外濾過により体内の老廃物や水分を除去し，代わりに補充液で置換する方法が血液濾過（HF）である。ただし，腎臓とは異なり再吸収機構はない。補充液を加える部位により，血液濾過フィルタより前なら前希釈法，後なら後希釈法という。通常は，1回の治療で20〜25 l の濾過液を置換する。5時間で行うとしたら4〜5 l/h すなわち67〜83 ml/min の濾過量が必要で，HFでは高い透水性能をもつ濾過フィルタを要する。

前希釈・後希釈：HFやHDFを行う際に使用する補充液の注入方法で，ヘモフィルタやダイアライザ前から注入する方法を前希釈法，後から注入する方法を後希釈法と言う。

10.1.1 血液透析との相違

血液透析（HD）の溶質移動は，濃度勾配による拡散であるが，HFでは限外濾過が主な溶質移動原理となる。HDでは分子量が大きくなるほどに溶質移動速度は低下していく。HFでは膜の分子量分画が最大限に生かされ，除去する分子量領域がHDに比べ大きく，中分子量領域・低分子量蛋白物質領域に及ぶ（図10.1）。

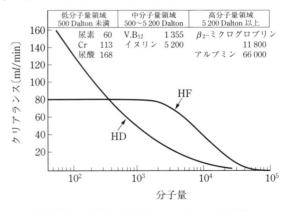

図10.1　HDとHFのクリアランスの比較

10.1.2 HF膜

HF膜は高い透水性を必要とするため，合成高分子膜が使用され

る。HF 膜は不均一な非対称構造をもち，膜表面は分子量分画を決めるスキン層とそれを支える支持層からなる。しかし，高い透水性能をもった膜でも十分な血液流量がなければその機能を発揮することはできないため，HF 治療では血液流量が治療時間を左右することになる。

> ふるい係数（S.C.：Sieving Coefficient）：濾過による溶質の膜透過能を表す指標。血液側の溶質濃度と濾液側の溶質濃度の比で表される。

10.1.3 ふるい係数

ふるい係数は主に膜孔径とその分布によって決定される係数で，次の 2 式が主に臨床的に用いられる。

$$\text{S.C.} = \frac{C_F}{C_{Bi}} \tag{10.1}$$

$$\text{S.C.} = \frac{2C_F}{C_{Bi} + C_{BO}} \tag{10.2}$$

ここで，C_F：分離血漿中濃度，C_{Bi}：フィルタ入口血中濃度，C_{BO}：フィルタ出口血中濃度

S.C. は 0〜1 までの係数で表すが，ある分子量を境に 1 から 0 へと変化する膜が理想的である。しかし，実際は膜孔径が不均一であったり，膜表面への蛋白質，血球の付着などから 1 から 0 へと徐々に移行する。

10.1.4 HF におけるクリアランス

$$CL = \frac{C_F}{C_{Bi}} \times Q_f$$

ここで，Q_f：濾液流量〔ml/min〕

(1) 低分子量物質のクリアランスの比較（HD と HF）

HD と HF（後希釈法）の低分子量物質の除去能を血液流量 200 ml/min で比較する。いま血液流量 200 ml/min，血中 Cr 値 10 mg/dl とする。図 10.2 は 1 分間当たりの血液量の数値とし，限外濾過量がない場合（UF＝0）を考えたものである。

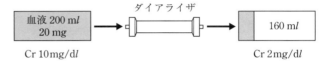

図 10.2　HD での物質除去

HD では，ダイアライザの Cr クリアランスが 160 ml/min とすると，ダイアライザ通過後の血中 Cr 値は，

$$160 = (10 - V)/10 \times 200$$

10.1　血液濾過

より，

$$V = 2 \text{ mg/d}l$$

となる．すなわち 10 mg/dl の濃度の Cr 値が 2 mg/dl となり体内へ戻る．

HF 後希釈法では，濾過流量は血液流量の 40%（通常治療で施行する割合）が限度である．Q_b 200 ml/min として，その最大の Q_f を 80 ml/min としても，Cr 濃度 10 mg/dl は 6 mg/dl となり体内へ戻る（図 10.3）．

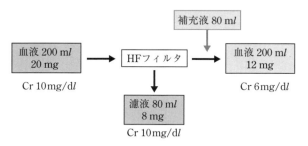

図 10.3　後希釈 HF での物質除去

このように，同じ血液流量で HD と HF の低分子量物質の除去能をみると，HD＞HF となることがよくわかる．したがって，HF で低分子量物質の除去量を増すには，血液流量を増すか，治療時間を延ばす必要がある．

一方，HF でこの除去量を向上させる可能性をもつのが前希釈である．後希釈では限外濾過量は血液流量の 40% が限度であるが（Q_b 200 ml/min の場合なら Q_f 80 ml/min），前希釈では HF フィルタの性能次第で前希釈の補充量を 1 000 ml/min 以上にすることも可能であり，例えば図 10.3 の条件で，前希釈で補充液 1 000 ml/min，濾液 1 000 ml/min の場合，HF フィルタに血液流量 1 200 ml/min で入り，濾液 1 000 ml 中には Cr が 16.7 mg となり，HF フィル

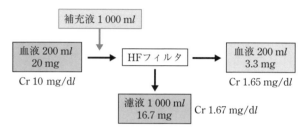

図 10.4　前希釈 HF での物質除去

タ後の血液 200 ml 中の Cr は 3.3 mg となる。したがって，返血側の血中 Cr 濃度は 1.65 mg/dl となる。

> **問題10.1**
>
> 血液流量 200 ml/min，濾液流量 60 ml/min，補液流量 50 ml/min で HF を施行している。ある物質の濾過フィルタ入口側血液濃度 10 mg/dl，濾液中濃度 8 mg/dl であった。
> (1) この物質の S.C. およびクリアランスはいくらか。
> (2) この条件で 4 時間 HF を施行した。総除水量はいくらか。
> (3) 返血側の血中濃度はいくらか。

> **課題**
>
> - HD で Q_b 200 ml/min，BUN クリアランス（CL）160 ml/min について考える。H_t を 30% とすると血漿量 140 ml/min，血球量 60 ml/min となる。いま血漿中の BUN すべてが浄化されたとしても CL は 140 ml/min であり 160 ml/min にはならない。ではどうして 160 ml/min の CL になるか。HD と後希釈 HF のシステムを比較し考えてみよう。

(2) 臨床効果

HF では HD に比し，治療中に血圧の変動や不均衡症候群の発生が少ないことが報告されている。この要因として，HF では低分子量物質の除去能は HD に比し低く，そのことにより治療中の血清浸透圧の急激な低下は起こりにくいためと考えられている。

HF の適応は，心不全，心包炎，緑内障，透析困難症と透析アミロイド症である。

心包炎：心臓を包む心嚢膜が炎症をおこした病態をいう。

10.1.5 HF 補充液

HF 補充液の性状を表 10.1 に示す。重炭酸透析液組成とおおむね同様である。

なお，以前は HCO_3^-（重炭酸イオン）の代わりに Lactate$^-$（乳酸

表 10.1 HF 補充液組成

	Na$^+$	K$^+$	Ca^{2+}	Mg^{2+}	Cl$^-$	HCO$_3^-$	Acetate$^-$	ブドウ糖	浸透圧
	[mEq/l]							[mg/dl]	[mOs/l]
サブラッド BSG	140	2.0	3.5	1.0	111.5	35	0.5	100	297

TCA サイクル：トリカルボン酸回路（Tricarboxylic Acid Cycle）の略で，クエン酸回路，クレブス回路とも呼ばれる。ミトコンドリア内で行われる好気的代謝に関する最終的酸化反応で，ATP を生成する。

ATP（Adenosine Triphophate）：アデノシン三リン酸の略。高エネルギーリン酸化合物で生体反応のエネルギー源として利用される。

イオン）が用いられたものもあったが，現在は使用されない。乳酸イオンは体内では主に肝臓や筋肉で速やかに代謝される。乳酸イオンは代謝されると等モルの HCO_3^- を生じる。

$$CH_3CHOHCOO^- + H_2O + CO_2 \rightarrow CH_3CHOHCOOH + HCO_3^-$$

生成した $CH_3CHOHCOOH$（乳酸）は，ピルビン酸を経てアセチル CoA へと変化し，オキサロ酢酸と反応し TCA サイクルへと代謝経路を辿り，ATP をはじめ H_2O や CO_2 を生じる。透析液中の酢酸と同じ緩衝剤として作用する。

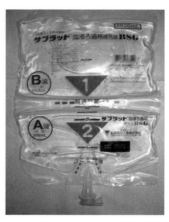

図 10.5　HF 補充液（サブラッド BSG）

血液透析濾過とその変法

10.2.1 血液透析濾過

HF は中分子量物質の除去効率が良いが，小分子量物質の除去効率は劣る。HD は小分子量物質の除去効率が良い。そこで，HD と HF とをあわせると両者の効果を兼ね備えることができる。通常 HDF では透析液は 500 ml/min，後希釈法にて補充液を 5～10 l/セッションほどを置換する。これを Off-line HDF とも呼ぶ。一方，補充液に透析液を用いる方法を On-line HDF という。

(1) HDF におけるクリアランス

$$CL = \frac{A-V}{A} \times Q_o + Q_f$$

ここで，Q_f：限外濾過量〔ml/min〕，Q_o：ダイアライザ出口血液流量 $Q_b - Q_f$〔ml/min〕

ただし，この Q_f には Q_s（補充液量〔ml/min〕）が加えられている。

(2) 臨床効果

HDF では，小分子量物質から中分子量物質の除去効率が良く，搔痒感，イライラ感，骨関節痛の軽減が報告されている。また治療時間の短縮（短時間透析）あるいは β_2-ミクログロブリンの除去か長期透析合併症である透析アミロイド症の予防が期待される。

HDF の適応は，透析困難症と透析アミロイド症である。

10.2.2 バイオフィルトレーション（BF）

バイオフィルトレーション（BF：Biofiltration）

1982 年に Granger らにより提唱され，Bene，Zucchelli らにより臨床応用された HDF の変法で，透析液に緩衝剤を含まず，補充液に重炭酸水素ナトリウム溶液だけを用いる。その最大の目的は，HDF 法の利点に加え HCO_3^- の多量投与による代謝性アシドーシスの改善にある（表 10.2）。

表 10.2　専用の透析液と補充液

	Na$^+$〔mEq/l〕	K$^+$〔mEq/l〕	Ca^{2+}〔mEq/l〕	Mg^{2+}〔mEq/l〕	Cl$^-$〔mEq/l〕	HCO$_3^-$〔mEq/l〕	ブドウ糖〔mg/dl〕	浸透圧〔mOs/l〕
透析液	139	2.0	3.3	1.0	145.3	—	100	294
補充液	166	—	—	—	—	166	—	332

● 臨床効果

代謝性アシドーシスの改善に伴い，心循環器系の安定性や高リン血症の改善などが報告されている．そのほかとして，透析液に酢酸をまったく含まないため，酢酸による生体内サイトカイン生成の抑制（酢酸による単球からの IL-1 産生）が期待されている．

BF の適応は，透析療法によるアシドーシス是正が困難な場合および透析困難症である．

10.2.3　On-line HDF

On-line HDF には専用の装置，血液浄化器には血液透析濾過器（ヘモダイアフィルタ）が用いられる．補充液には水質基準を満たした On-line 補充液（透析液）が使用され，On-line 補充液の基準を確保できるよう装置には ETRF が 2 連で装備されている．これにより，簡便に大量補充が可能となり，透析濾過器の限外濾過能を最大限に使用し，中分子量領域・低蛋白質領域の物質除去性能を向上させることができる．後希釈では 10〜15 l/セッション，前希釈では 40〜50 l/セッションの補充が可能となる．本邦では前希釈 HDF の使用頻度が高い．今日の血液浄化の間歇的治療では，最も除去性能を引き出す方法である．

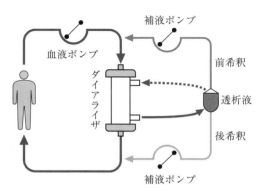

図 10.6　On-line HDF

一方，透析液から補充液を大量に作製するため，エンドトキシンの混入が問題となる。透析液配管系の厳重な消毒 ETRF の段階的複数使用が必要となる。

On-line HDF の適応は，HDF（Off-line HDF）のような透析アミロイドーシスと透析困難症という限定はなく，HD 同様すべての透析患者が適応となる。

10.2.4　間歇補充型血液透析濾過（I-HDF）

I-HDF：Intermittent Infusion-HDF

透析液ラインより血液透析濾過器に逆濾過透析液を間歇的に補充する方法であり，治療中の血圧低下に対して効果があるとされている。

10.2.5　持続的血液浄化法

1977 年に Kramer らにより持続緩徐式血液濾過（CAVH）が報告されて以来，持続的血液浄化法が血性心不全や多臓器不全を呈する症例に臨床応用されている。CAVH は動静脈にそれぞれカテーテルを留置するか，あるいは外シャントを用いて動静脈圧差により体外循環を行うため，血液ポンプなどの装置は不要だが，血圧の低い場合には不都合となる。また，動脈内にカテーテルを留置する必要があるため，感染などの管理が問題となる（図 10.7，図 10.8）。

持続血液透析（CHD：Continuous Hemodialysis）

持続血液透析濾過（CHDF：Continuous Hemodiafiltration）

近年，ブラッドアクセスを静脈系に留置し専用装置を用いた持続的血液浄化が普及している。体外循環回路の形態から，持続血液透析（CHD），持続血液透析濾過（CHDF），持続血液濾過（CHF）に分類されるが，基本的なシステムは各血液浄化法と同様である（図 10.9～図 10.11）。

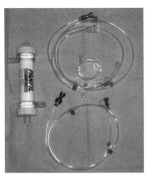

図 10.7　CAVH フィルタと回路

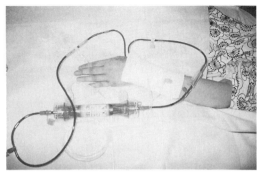

図 10.8　CAVH（口絵参照）

Humoral mediator：重症感染症などで，過剰に産生される炎症性物質サイトカインなど。

持続的血液浄化の特徴は，循環動態の不安定な病態に対し溶質除去や電解質補正などは緩徐に行われるが，体液の管理がしやすいという点がある。特に CHDF では，透析と濾過を同時に行うため，より優れた溶質除去能が発揮され，集中治療領域では，内因性の種々のサイトカインである Humoral mediator の持続的除去が行われており，急性膵炎にも適応がある。

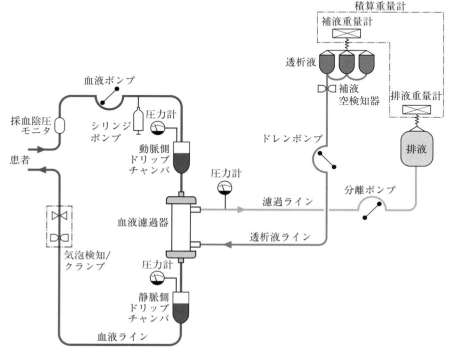

図 10.9　CHD システム

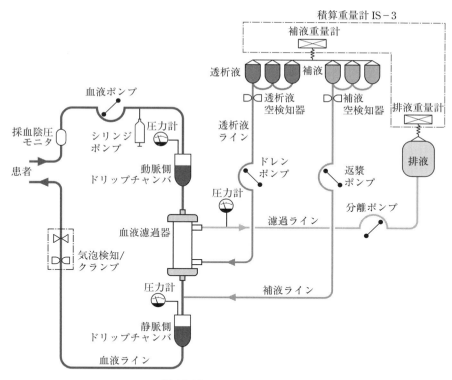

図 10.10　CHDF システム

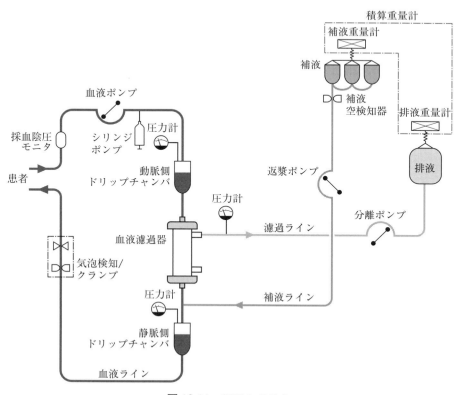

図 10.11　CHF システム

10.2　血液透析濾過とその変法

第11章

腹膜透析

腹膜透析

腹膜透析（PD：Peritoneal Dialysis）

腹膜透析は 1920 年代から研究が行われ，1978 年に米国で FDA（Food and Drug Administration：米国食品医薬品局）の承認を受けて以来，米国を中心に世界各国に普及してきた。本邦での腹膜透析は 1983 年に保険適応となり，現在では全透析患者の約 6％を占めている。腹膜透析の普及率は腎移植の普及状況や医療システム，社会経済的要因の違いにより国ごとにかなりのばらつきが見られる。

11.1.1 腹膜透析の原理

腹膜透析とは腹腔内に透析液を注入し，生体膜である腹膜を使い透析を行う療法である。腹膜は中皮細胞で覆われた結合組織の被膜で，腹腔の内面を形成し，腸や大網などの表面を覆い広い面積を有する。腹膜内には毛細血管やリンパ管が分布している。腹膜透析では，この腹膜を介して血液との間で尿毒症性物質と体液の除去を行っている（図 11.1，図 11.2）。

中皮細胞：腹膜中皮を構成する中胚葉由来の細胞。基底膜を有し，細胞間にはデスモゾーム様の接着装置がみられ細胞表面には微絨毛がある。上皮細胞と比較し，細胞間隔は広いため炎症細胞や滲出性蛋白が中皮細胞を透過し腹腔内に浸潤することを容易にしている。

腹膜透析での物質移動の基本的原理は，拡散と浸透である。

(1) 拡散

半透膜により隔てられた 2 溶液間で，溶質が濃度勾配によって高濃度側から低濃度側へ移動する現象を拡散という。

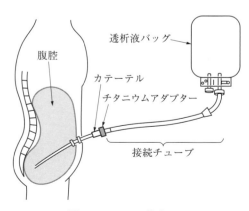

図 11.1 PD の基本システム

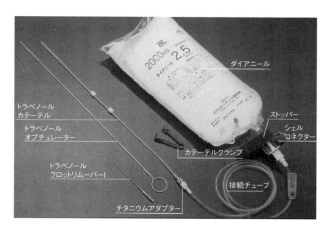

図11.2　PDに用いる物品類

腹膜の拡散に影響を及ぼす因子には，
① 透析液の貯留時間
② 透析液量
③ 腹膜の有効面積
④ 溶質の分子量
⑤ 溶質濃度の差

などが挙げられる。

溶質の拡散速度は，その径（ほぼ分子量に比例）に依存し，小さな分子量ほど速い。腹膜透析では，血液透析と異なり大分子である蛋白質まで移動が起こる。毛細血管腔と腹膜との間の溶質の透過性はその部位の病変（例えば腹膜炎，腹膜硬化症など）によって異なるが，一般に腹膜側の拡散を規定するのは腹膜近傍の毛細血管壁と考えられている。腹膜の血流量，血液のヘマトクリット値が拡散に及ぼす影響は通常無視できる程度に小さい。

(2) 浸透

濃度の違う2溶液間で，溶質が拡散の働きで移動している際に，溶媒である水は溶質濃度を薄める方向へ移動する。この現象を浸透という。水を引く力を浸透圧という。

腹膜透析での除水の原動力は，原則として透析液中に高濃度に含有されるブドウ糖の浸透圧である。しかし，このブドウ糖の浸透圧作用は，ブドウ糖が時間とともに腹腔から吸収されるため，長時間の貯留によりいったん腹腔内に移動した水分は体内に再吸収される。腹膜透析における正味の限外濾過量は，腹腔内溶液が約0.5～1.5 ml/分でリンパ管から吸収されるため，ブドウ糖浸透圧によ

る濾過量からリンパ管吸収量を差し引いた量となる。

11.1.2 腹膜の形態・組織

腹膜は，体腔壁（腹壁，横隔膜，骨盤底腹腔）を被う壁側腹膜と腹部臓器，腸管臓器，腸間膜を被う臓側腹膜からなる薄いしょう膜である。この腹膜に囲まれた腹腔は，女性で卵管開口部が外部と交通している以外は閉鎖腔である。腹膜透析とはこの腹膜に囲まれた腹腔内に透析液を注入し，腹膜の血液との間で水分，溶質の物質交換をさせて，血液浄化を行う方法である。血液と透析液の間には，毛細血管内皮，毛細血管基底膜，結合組織，腹膜中皮細胞が存在する（図 11.3）。

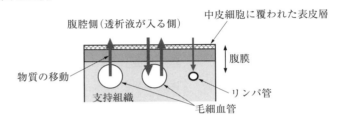

図 11.3　腹膜の組織構造

11.1.3 腹膜透析の実際

腹膜透析用カテーテル：腹腔内に透析液を注液・排液するための管。

連続携行式腹膜透析（CAPD）は，腹腔内に留置した腹膜透析用カテーテルを用いて腹腔内に貯留した透析液を排液し，新しい透析液（成人では 1.5〜2.5 l）を注入する操作（所要時間約 20〜30 分）を 1 日約 4 回繰り返す方法である。腹腔内に留置した腹膜透析用カテーテルと腹膜透析液は接続チューブを介して接続されており，接続チューブは医療スタッフによって数ヶ月ごとに交換が行われている（図11.4）。

CAPD の変法として以下の 3 つのものがある（図 11.5）。

CCPD：Continuous Cyclic Peritoneal Dialysis，持続性周期的腹膜透析

① CCPD は，夜間の 8〜10 時間にサイクラー（自動腹膜灌流装置；後述する APD）を用いて 3〜5 回の注排液を行い，昼には透析液を貯留した状態としサイクラーから離脱するというもので，昼間には手動でバッグ交換を追加することも可能である。

NPD：Nightly Cyclic Peritoneal Dialysis，夜間腹膜透析法

② NPD は，夜間の 8〜10 時間にサイクラーを用いて 3〜5 回の注排液を行い，終了時に排液を行い，昼には腹腔内を空にする方法。透析量が不足しやすい。そのため，残腎機能が保たれて

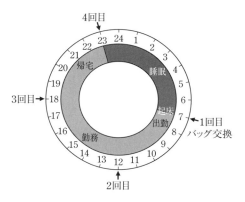

図 11.4　CAPD 透析液の交換時間の目安

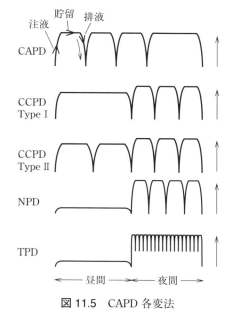

図 11.5　CAPD 各変法

いる患者または体格が小柄な患者に適している。

③ TPD は，夜間の 8〜10 時間にサイクラーを用いて注排液を行うが，初回注液の半分程度を頻回に注排液するもので，常に腹腔内に透析液を入れた状態にする方法である。1 回の交換に要する時間が減るため，透析効率を上げることができるが，腹腔内に常に約半分の残液があるため，1 回当たりの透析効率は低く，多量の透析液を必要とする。

TPD：Tidal Cyclic Peritoneal Dialysis，タイダル腹膜透析

11.1.4　接続方法

接続時の不潔操作は腹膜炎発症の要因となるため，不潔操作の防止のため操作の簡略化を目的に以下のようなさまざまな改良，工夫

が試みられている。

(1) ツインバッグシステム

以前は，注排液の仕組みが単純で理解しやすいことから「空バッグ携帯システム」と呼ばれ，注液後空になった透析液バッグを折畳み携帯するシステムが行われていた。

最近はツインバッグシステムと呼ばれる透析液の入ったソフトバッグと排液用の空バッグおよび回路（Yセット）が一体化し，閉鎖回路となった製品が主流で，空バッグの携帯が不要なことからバッグフリーシステムといわれている。バッグフリーシステムによって活動性の向上，入浴の便利さなど患者のQOLは向上した。注液後のバッグを携帯する必要がなく，液を残して取り外すことも可能となったため貯留液量の調節が可能となった。また手技の簡便さから腹膜炎も減少した（図11.6，図11.7）。

QOL：Quality of Life，クオリティーオブライフ

(2) 汚染を防止するための特殊接続法

腹膜炎の予防および視力障害や手指などの機能障害をもつ患者の補助として接続を行う装置があり，現在は紫外線殺菌装置と殺菌接続装置の2種類が普及している。

①紫外線（UV）殺菌装置：接続時に紫外線殺菌を行い，ハンドル操作で接続する方法である。殺菌が絶対に確実とはいえないが，標準的清潔操作のもとに使用すれば，感染予防の観点からみてより安全な方法といえる。視力障害や手指の運動障害がある患者のバッグ交換には有益である（図11.8，図11.9）。

②殺菌接続装置（チューブカッター）：接続のためのコネクターを使用せず，加熱銅版で2本のチューブを溶接する方法で，感染の軽減が期待できる。

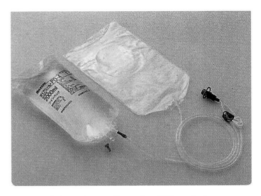

図11.6 ツインバッグシステム

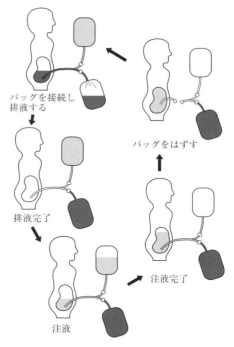

図 11.7 ツインバッグシステムの使用方法

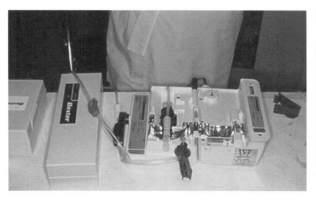

図 11.8 UV フラッシュシステム

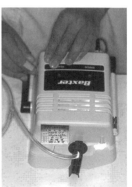

図 11.9 使用例

APD：Automated Peritoneal Dialysis，自動腹膜灌流

(3) APD

APD とは，自動腹膜灌流を用いる腹膜透析方法である。自動腹膜灌流とは，自動的に周期的に透析液を腹腔内に注排液する装置である。自動腹膜灌流を用いることで患者の状態や腹膜機能およびライフスタイルにあわせて，透析液量，貯留時間などを細かく変更することができる（図 11.10）。

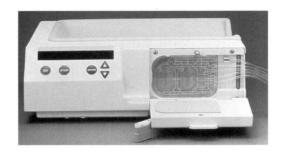

図 11.10　APD システム

11.1.5　適応と非適応

2016 年末現在，本邦では末期腎不全患者の約 2.7％が腹膜透析を行っており，大多数が血液透析である[1]。腹膜透析の適応と非適応について以下に示す。

＜適応＞
①腹膜透析が可能であり透析効率が得られる場合
②自己管理能力が十分ある場合
③患者の強い意志がある場合
④家族の同意
⑤小児は絶対適応
⑥社会的環境の受入れがある場合

＜消極的適応＞
①バスキュラーアクセス作製困難
②心血管系障害が強く，血圧が維持できず体外循環が好ましくない場合

＜非適応＞
①腹腔内容量が著しく少ない場合（例：術後で腹膜癒着がある場合）
②腹膜機能が十分でない場合
③腹壁ヘルニアがある場合
④横隔膜に欠損がある場合
⑤著しい換気障害がある場合
⑥人工肛門造設者（腹膜透析以外に透析方法がない場合は適応あり）
⑦知能・精神障害を有し腹膜透析の指導に耐えられない場合

腹膜透析の長所は，①在宅医療であること，②比較的体液の恒常

ヘルニア：臓器が本来あるべきところから逸脱した状態のこと。腹膜透析では透析液の貯留により腹腔内圧が上昇し，腸が圧力により腹膜を突き破って脱出した状態。

性が維持され循環器系ストレスが少ないこと，③バスキュラーアクセスが不要であること，④血管穿刺の疼痛がないこと，⑤残腎機能が比較的保持されることであり，短所は，①腹膜炎，被囊性腹膜硬化症が起こりうること，②継続可能期間が通常約5〜7年と短いことである。

腎代替療法導入にあたっては，血液透析，腹膜透析，腎移植の3種類あること，そしてそれぞれの長所・短所とその特徴を説明し，十分なインフォームドコンセントを行ったうえで，個々の症例に応じてどちらの治療法を行うか決定する必要がある。腹膜透析では治療の大部分を患者とその家族に委ねるため，家族も含めた患者側の性格的・社会的要素などを十分に配慮する必要がある。

11.1.6 腹膜透析液

透析液は乳酸，カルシウムなどの電解質配合量の違いとブドウ糖濃度別に透析液の種類が設定されている。ブドウ糖濃度の設定は各メーカーによって若干の違いがあるが，主に，1.5％，2.5％，4.25％の3段階の濃度が設定されている。液量においても腹腔内容量に応じて選択することができ，患者の病態や体格にあわせて透析液処方の選択が可能である（表11.1，図11.11）。

表11.1 腹膜透析液の組成

Na^+ 〔mEq/l〕	K^+ 〔mEq/l〕	Ca^{2+} 〔mEq/l〕	Mg^{2+} 〔mEq/l〕	Cl^- 〔mEq/l〕	$Lactate^-$ 〔mEq/l〕	ブドウ糖 〔mg/dl〕	浸透圧 〔mOs/l〕
132	—	3.5	0.5	96	40.0	1 360	346
132	—	3.5	0.5	96	40.0	2 270	396
132	—	3.5	0.5	96	40.0	3 860	485

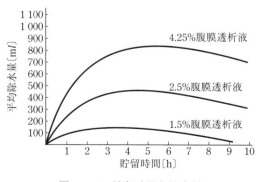

図11.11 貯留時間と除水量

腹膜機能低下と腹膜組織変化に影響を及ぼす因子として，特に低pHおよびブドウ糖分解物などが考えられている。従来の腹膜透析液には，浸透圧剤としてブドウ糖，アルカリ化剤として乳酸ナトリウムが配合されており，長期保存や滅菌過程におけるブドウ糖のカラメル化や分解を最小限に防ぐため，透析液のpHを4.5〜5.5の酸性域に調整されていた。近年，各社から生理的なpH（中性域pH 6.3〜7.3）に近づけた腹膜透析液が発売され，より生体適合性の高い腹膜透析液として期待されている。

　また，ブドウ糖に変わる浸透圧剤としてイコデキストリンを用いた透析液やアルカリ化剤として炭酸水素ナトリウムを配合した腹膜透析液が使用されている。

11.2 合併症

　腹膜透析に特異的な合併症としては，急性腹膜炎，出口部感染，被嚢性腹膜硬化症，カテーテル関連合併症，ヘルニア，透析膜としての腹膜機能低下などがある。このため腹膜透析の施行期間は長くて7年間程度とするのが一般的である。ただし，被嚢性腹膜硬化症の発症リスクを考えれば，腹膜炎回数や腹膜平衡試験の結果なども参考にしながら，蓄積した腹膜劣化の程度に応じて，腹膜透析施行期間は控えめにすべきと考えられる。

　また血液透析に比べると栄養障害，肥満・高脂血症，低回転骨の合併症が発現しやすいとされている。

11.2.1　急性腹膜炎

　急性腹膜炎は，①経カテーテル腔，②経カテーテル周辺（出口部，皮下トンネル感染），③経腸管，④血行性，⑤経腟などを感染経路として，平均2〜3年に1回の頻度で発生する。

　以前は①によるいわゆる「タッチコンタミネーション」が多くみられたが，近年は透析バッグとチューブ接続方法の改良により減少した。

　なおカルシウム拮抗薬により乳び排液をきたし，腹腔排液の混濁をみることがある。排液の細胞数を測定することで鑑別できるが，簡易的方法として遠心分離を行い，混濁が上清に移行すれば乳びと判断できる（図11.12）。

> **トンネル感染**：腹膜透析における出口部感染の延長で，カテーテルの皮下部分に沿って感染を起こした状態。トンネル部を圧迫すると疼痛があり，出口部からは膿性・血性の浸出液の流出がみられる。

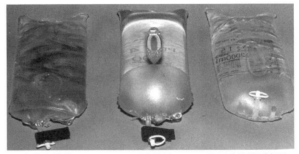

腹膜炎排液　　　正常排液　　　使用前腹膜透析液

図 11.12　腹膜透析液の排液（口絵参照）

11.2.2　透析不全

透析不全は，①限外ろ過能（除水能）低下かつ溶質透過性亢進，②限外濾過能（除水能）低下かつ溶質透過性正常あるいは低下に大別され，通常は前者が多い。

透析不全の原因としては，長期間の施行，高濃度ブドウ糖液の使用，重症・頻回腹膜炎，広範な腹膜癒着などがある。急性腹膜炎でも透析不全は発現するが，通常は治癒すれば除水能は改善する。皮下への漏出や体液量の過剰は見かけ上あるいは一過性の限外濾過能低下をきたす。

11.2.3　被嚢性腹膜硬化症

> 被嚢性腹膜硬化症（EPS：Encapsulating Peritoneal Sclerosis）：びまん性に肥厚した腹膜の広範な癒着により，持続的・間欠的あるいは反復性にイレウス症状を呈する症候群のこと。腹膜の劣化により変形した腹膜どうしが癒着し，その表面をフィブリンが白色の皮膜を形成する。結果，腸管蠕動運動の低下がみられ，腸閉塞や敗血症を起こす。

被嚢性腹膜硬化症とは，8年を超える長期施行例や重症・遷延性腹膜炎後に高頻度に発症し，腸閉塞，悪液質，敗血症などをきたす合併症である。1998年に日本透析医学会より診断と治療の指針が示されたが，確立した予防法，治療法はなく発症すると死亡率は高い。

現状での予防は，高濃度ブドウ糖（4.25％）透析液を使用しないこと，適切な時期でのCAPDの中止，急性腹膜炎の予防と発症時の迅速かつ確実な治療などが挙げられる。一部の施設では発症予防効果を期待し，CAPD中止後も定期的に腹腔洗浄を継続する試みが行われている。

治療としてはステロイド療法，絶食・中心静脈栄養による長期腸管休息，外科的治療が行われている。

● 腹膜機能の管理

> 腹膜平衡試験（PET：Peritoneal Equilibration Test）

腹膜平衡試験（PET）は，腹膜機能を評価する検査で最も一般的

に用いられている方法である。溶質透過性をクレアチニン濃度の D（透析排液）/P（血清）比とブドウ糖濃度の D（透析排液）/D_0（0時間目の透析排液）比から判断する。fast PET は PET を簡略化し，0時間目と2時間目の透析液採取を省いて4時間後の D/P（透析排液/血清）クレアチニン比，排液ブドウ糖濃度，限外濾過量より判定する。

11.2.4 栄養障害

腹膜透析患者のみならず一般的に透析患者は低栄養状態に陥りやすい。その主な原因は食事摂取量の低下である。これは不十分な透析のための尿毒症症状，あるいは糖尿病などの基礎疾患や感染症などの合併症によって惹起されうる。

またリン吸着剤や鉄剤などの薬剤による副作用でも出現する。食事制限を過度に強いたり，食塩，水分，リンなどの制限に忠実になるあまりに摂取量が低下していることもある。また抑うつ状態などの精神的因子も関与しうる。さらに腹膜透析患者では腹膜透析液からの持続的な糖吸収のため，空腹感が低下することや透析液貯留のため腹部膨満感が起こり，食事摂取量がより低下しやすい。

● 栄養（食事指導）

腹膜透析での食事療法の基本は，適切量の蛋白と熱量の摂取，水分・塩分の制限とリンの制限である。血液透析との大きな違いは通常カリウムを制限する必要がないことである。

腹膜透析では透析液への蛋白喪失などから血液透析に比して低栄養状態をきたしやすい。このため導入時から厳格な食事制限を指導すると摂取量不足から低栄養状態を惹起しやすくなる。腹膜透析は血液透析に比べ比較的長期に残腎機能が保たれるため，食事指導では残腎機能の低下に伴って順次制限を加えていくことが肝要である。

「腹膜透析療法では血液透析に比べて食事制限の程度は厳しくない」と表現されることがあるが，腹膜透析でも血液透析と同様に食事療法は必要であり，このことは導入時に患者に十分理解してもらうべきである。また食事療法が厳しくないことを理由に患者に腹膜透析を選択させるべきではない。

SMAP：Stepwise Initiation of Peritoneal Dialysis Using Moncrief and Popovich Technique，段階的腹膜透析導入法

S M A P

　傍カテーテル感染の予防を目的にMoncriefとPopovichらによって考案された"Moncrief and Popovichのカテーテル挿入法"は，腹腔内に挿入したカテーテルをいったん出口部を設けず皮下に埋没させ，数週間後二期的に引き出して出口部を作製するカテーテル留置法である。皮下埋没期間中に無菌的に皮下トンネルが形成されるために，カテーテル感染（トンネル感染）の要因の1つであるバイオフィルムの形成を避けることができるとされている。

　本邦でも同法を利用した段階的腹膜透析導入法（SMAP）が実施され，良好な成績が報告されている。

　SMAPとは，カテーテルの埋没期間中に主として外来で患者指導を行い腹膜透析導入に備える導入方法である。カテーテル挿入手術を二期的に行うことで液漏れなどの予定外のトラブルを生じるケースがほとんどなく，安全かつ確実に，しかも短期の入院で腹膜透析の導入が可能となった。

● HDとPDの併用療法（ハイブリッド療法）

　PD単独では，溶質除去量には乏しい。また水分管理が困難なことも多い。そこで最近では，週に1回程度のHDを併用することで溶質除去と水分管理の強化を行い，HD施行日は腹膜透析液貯留を休みとし，腹膜休息させることも行われている。これはHDとPDの併用療法（ハイブリッド療法）と言われている。

課題

1. 中皮細胞とはどのようなものか。
2. イコデキストリンとはどのようなものか。
3. CAPD透析液の組成を記し，総浸透圧を計算しなさい。
4. CAPDの合併症についてまとめなさい。

参考文献

[1]　https://docs.jsdt.or.jp/overview/pdf2017/2016all.pdf

第12章 アフェレシス

12.1 血漿交換療法

単純血漿交換（PE：Plasma Exchange）

血漿交換療法には，血漿成分のうち全分画を廃棄し新鮮凍結血漿（FFP）と入れ替える単純血漿交換と，病因関連物質を含む分画以上を廃棄しアルブミン溶液と入れ替える二重濾過血漿交換がある。

12.1.1 単純血漿交換（PE）

血液中の病因関連物質を含む血漿を除去し，新鮮凍結血漿を補充して蛋白成分や凝固因子などを補い，健常者の血漿状態に近づける。血漿分離方法は遠心分離法と膜分離法があるが，後者が一般的である（図12.1）。

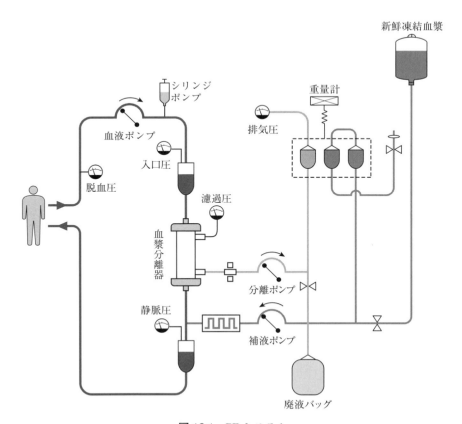

図 12.1　PE システム

(1) 新鮮凍結血漿

新鮮凍結血漿（FFP：Fresh Frozen Plasma）：健常者の全血から血漿成分のみを分離し，採血後6時間以内に−20℃以下で速やかに凍結保存した血液製剤。

PE のシステムは HF と類似しており，補充液に新鮮凍結血漿を使用する。新鮮凍結血漿は 37℃以下で解凍し，3 時間以内に使用する。血液センターから供給される新鮮凍結血漿は，すべて保存前に血漿用白血球除去フィルタを使用して白血球が除去され，容量 120 ml の FFP-LR120，240 ml の FFP-LR240 と 480 ml の FFP-LR480 がある（図 12.2，図 12.3）。

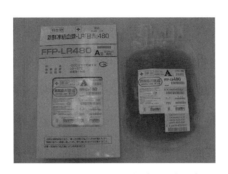 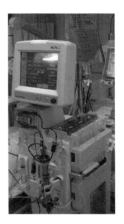

図 12.2　新鮮凍結血漿（口絵参照）　　図 12.3　PE 施行中（口絵参照）

(2) PE 施行

間歇的に行う PE は血液流量のうち血漿分離流量は 20〜30%，血漿補充流量は分離流量と同等量とする。実際の臨床では，血液流量 100 ml/min，血漿分離流量 20〜30 ml/min，血漿補充流量 20〜30 ml/min で行う。新鮮凍結血漿中の抗凝固剤であるクエン酸ナトリウムにより血漿補充後の血中イオン化カルシウムは低下するため，カルシウム製剤の投与を行う。1 回の PE 施行で新鮮凍結血漿 2〜4 l を使用する。

(3) 血漿分離膜

PVA：Polyvinyl Alcohol，ポリビニルアルコール

血漿分離膜にはポリプロピレン，ポリエチレン，PSU，PVA，PMMA，CTA など合成高分子膜が多く，膜孔径は血球を通過させない 0.3〜0.4 μm 程度，膜面積は 0.2〜0.8 m² 程度である。現在は PSU 膜が主に使用されている。

血漿分離速度は TMP により決まるが，血漿分離膜では膜孔径が大きいため，過度の TMP がかかると膜孔に赤血球が捕捉され破壊される。そのため TMP は通常 50 mmHg 以下で操作する。

(4) 適応疾患

適応疾患としては以下のようなものがある。

劇症肝炎，術後肝不全，急性肝不全，多発性骨髄腫，マクログロブリン血症，血栓性血小板減少性紫斑病，溶血性尿毒症症候群，重度血液型不適合妊娠，インヒビターを有する血友病，家族性高コレステロール血症，閉塞性動脈硬化症，悪性関節リウマチ，全身性エリテマトーデス，重症筋無力症，ギラン・バレー症候群，慢性炎症性脱髄性多発根神経炎，多発性硬化症，天疱瘡・類天疱瘡，中毒性表皮壊死症またはスティーブンス・ジョンソン症候群，川崎病，巣状糸球体硬化症，抗糸球体基底膜抗体型急速進行性糸球体腎炎，抗白血球細胞質抗体型急速進行性糸球体腎炎，薬物中毒，慢性 C 型ウイルス肝炎，ABO 血液型不適合間もしくは抗リンパ球抗体陽性の同種腎移植，ABO 血液型不適合間もしくは抗リンパ球抗体陽性の同種肝移植．

(5) 選択的血漿交換（SPE）

膜分離法の変法で，通常の膜型血漿分離器とダイアライザとの中間の溶質透過性をもった膜孔径 0.03 μm の血漿分離器を用いた血漿交換である．置換液に使用する FFP を節約できる，アルブミンを置換液に使用できる，凝固因子の損失を抑えることができるなどの利点がある．

適応疾患としては以下のようなものがある．

劇症肝炎，術後肝不全，急性肝不全，多発性骨髄腫，重症筋無力症，天疱瘡・類天疱瘡，中毒性表皮壊死症またはスティーブンス・ジョンソン症候群，巣状糸球体硬化症，薬物中毒，抗糸球体基底膜抗体型急速進行性糸球体腎炎，抗白血球細胞質抗体型急速進行性糸球体腎炎．

12.1.2 二重濾過血漿交換

血漿分離器（1 次フィルタ）と血漿分画器（2 次フィルタ）を組み合わせて，アルブミン分画と病因関連物質を含むグロブリン分画に分ける．血漿分画器を通過するアルブミン分画は患者に返還し，通過しない病因関連物質を含むグロブリン分画以上を廃棄し，同量のアルブミン溶液を補充する．これにより，病因関連物質を選択的に濃縮して廃棄でき，病因に関連しない血漿分画を体内に戻すことができ，補充液量を節減できる（図 12.4，図 12.5）．

劇症肝炎：ウイルス感染・薬剤・自己免疫による肝炎を契機に，急激かつ広汎な肝細胞壊死が生じる疾患．肝機能は失われ，体内には昏睡物質が蓄積し凝固因子は消耗され昏睡・出血などを起こす．

選択的血漿交換（SPE：Selective Plasma Exchange）

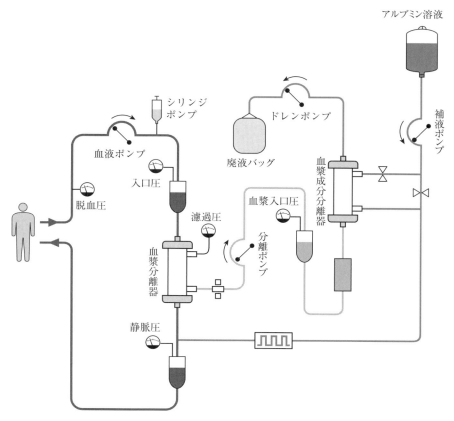

図 12.4 DFPP システム

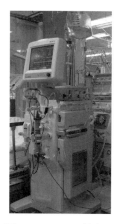

図 12.5 DFPP 施行中

血漿分画器：二重濾過血漿交換療法に用いる2次側のフィルタで，1次側の血漿分離器で分離された血漿病因関連物質を含む血漿分画に分ける。

(1) 血漿分画器

　血漿分画器は，分子量 66 000 のアルブミンを通すが 170 000 のグロブリン分画は通さない性能が必要である。膜孔径は 0.01 μm，0.02 μm，0.03 μm の3種類あり，その範囲のなかで分離血漿中の病

因関連の物質分子量サイズにより分離器を選択する。

膜素材は，物質分子量サイズにあった孔径を作製する必要があるため，操作のしやすい合成高分子膜・エチレンビニルアルコール共重合体からなる。しかし，実際にはシャープな分画曲線を有する膜は難しく，膜孔径の小さいサイズの分画器ではアルブミンが廃棄されるため，廃棄量と同等量の7〜10%アルブミン溶液を補充する（図12.6）。

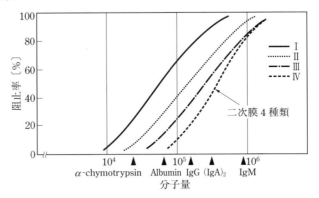

図12.6 血漿分画器と阻止率

(2) DFPP施行

血液流量のうち，血漿分離流量は20〜30%，血漿廃棄流量は血漿分離流量の10〜20%，補充液流量は血漿廃棄流量と同量とする。実際の臨床では，血液流量100 ml/min，血漿分離流量20〜30 ml/min，血漿廃棄流量2〜6 ml/min，補充液流量2〜6 ml/minで行う。

(3) 適応疾患

適応疾患としては，以下のようなものがある。

術後肝不全，急性肝不全，多発性骨髄腫，マクログロブリン血症，血栓性血小板減少性紫斑病，溶血性尿毒症症候群，重度血液型不適合妊娠，インヒビターを有する血友病，家族性高コレステロール血症，閉塞性動脈硬化症，悪性関節リウマチ，全身性エリテマトーデス，重症筋無力症，ギラン・バレー症候群，慢性炎症性脱髄性多発根神経炎，多発性硬化症，天疱瘡・類天疱瘡，中毒性表皮壊死症またはスティーブンス・ジョンソン症候群，巣状糸球体硬化症，抗糸球体基底膜抗体型急速進行性糸球体腎炎，抗白血球細胞質抗体型急速進行性糸球体腎炎，慢性C型ウイルス肝炎，ABO血液型不適合間もしくは抗リンパ球抗体陽性の同種腎移植。

課題

1. 劇症肝炎，多発性骨髄腫，マクログロブリン血症，全身性エリテマトーデス，重症筋無力症，ギラン・バレー症候群，天疱瘡・類天疱瘡について，どのような疾患であるかを調べなさい。
2. 移植片対宿主病（GVHD）とは何か。

12.2 吸着療法

吸着原理を利用して血液中の病因関連物質を除去する方法を血液吸着療法という。この療法は，直接血液中から除去する血液吸着法（DHP）と，血液から血漿を分離し，分離後の血漿中から除去する血漿吸着法（PA）がある。

蛋白質に結合している薬剤や病因となる特定蛋白質など，血液透析や血液濾過では除去しにくい病因関連物質を取り除くことができる。また，透析液や補充液，そのほかの薬剤などを使用する必要がないため，大規模な装置費や高額な薬剤費は不要となり経済的で，薬剤による副作用もなく，現況では最も理想的な治療法である。

● **吸着材：担体とリガンド**

吸着材には，活性炭のように選択性はなく物理吸着の原理を応用したものと，吸着したい物質と物理的・生物学的相互作用を利用して特異的に結合する官能基を有し（リガンド），このリガンドを固定する支持体（担体）からなる選択性のもつものがある。

担体はリガンドが脱離しないように，しっかりと固定できるものでなければならない。また，多孔質の担体の場合は，その孔径をコントロールすることにより吸着すべき物質を孔内に取り込むことができ，それより大きい物質は吸着させない性質を付与できる（図12.19）。

12.2.1 血液吸着（DHP）

血液を直接吸着材に流すため，血球ならびに凝固系への適合性が求められる。なかでも血小板の吸着は生体側には出血傾向を招き，吸着材側には血球，蛋白質の付着から回路内圧上昇をもたらし，体外循環治療の中断を余儀なくされる原因となる（表12.1）。

(1) 活性炭

1964年にYatzidasは，活性炭を腎不全に臨床応用したが，血液が凝固して成功しなかった。

担体：リガンドを固定する支持体。

リガンド：特定の受容体に対し特異的に結合する物質。

表 12.1 血液吸着

商品名	吸着剤		吸着機序	吸着物質	適応疾患
	リガンド	担体			
ヘモソーバ CHS	石油ピッチ系活性炭 (Poly-HEMA コーティング)		物理吸着	胆汁酸, ビリルビン, 薬物	肝性昏睡 薬物中毒
トレミキシン PMX	ポリミキシン B	ポリスチレン繊維	疎水結合 + イオン結合	エンドトキシン	敗血症
アダカラム	酢酸セルロースビーズ		物理吸着	顆粒球, 単球	潰瘍性大腸炎, クローン病
セルソーバ EX	ポリエチレンテレフタレート不織布			白血球全体	潰瘍性大腸炎
セルソーバ CS					関節リウマチ
リクセル	ヘキサデシル基	セルロース	疎水結合	β_2-ミクログロブリン	透析アミロイド症

1970 年に Chang は,活性炭をカプセル化し,その上をアルブミンコーティングしたものを用いて成功した.以来,血液損傷および炭塵遊離を防ぐことから,活性炭のマイクロカプセル化が行われるようになり,被覆剤として用いられている.

活性炭にはヤシガラ炭,石油ピッチ由来ビーズ炭,木材系活性炭などがあるが,現在,石油ピッチ由来ビーズ炭が主に用いられている.また,被覆剤としてはセルロースや Poly-HEMA (hydroxylethylmethylmethacrylate) が使用されている (図 12.7,図 12.8).

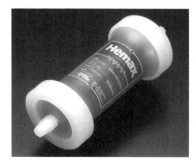
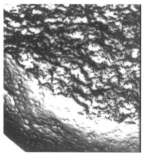

図 12.7 活性炭吸着筒　　図 12.8 活性炭表面

活性炭により吸着される物質は,生体内ではクレアチニン,尿酸,ビリルビン,胆汁酸,アミノ酸,水溶性ビタミンなどで,薬物ではフェノバルビタール系薬物,サリチル酸ナトリウムなど,農薬

ではパラコートなど，多くのものが吸着される。ただし，これらの物質に対する吸着性は非選択的である。またブドウ糖を吸着するので，治療中は血糖値に注意しなければならない。一方，ほとんど吸着されないものは，尿素やNa^+，K^+の電解質である。

適応疾患としては，肝性昏睡，薬物中毒がある。

(2) エンドトキシン除去用

敗血症，敗血症性のショックや多臓器不全にはエンドトキシンが関与すると考えられている。ポリミキシンBという抗生物質はエンドトキシンに親和性をもち，その作用を中和する。

本吸着器は，担体にポリプロピレンを補強ポリマーとしたポリスチレン系繊維，リガンドにポリミキシンBを共有結合している。したがって，エンドトキシンを選択的に吸着除去する（図12.9）。

適応疾患としては，敗血症，エンドトキシン血症がある。

ポリミキシンBとエンドトキシンの吸着機序：エンドトキシンの一部を構成するリピドAのリン酸基がポリミキシンBのアミノ基とイオン結合するか，もしくはリポ多糖の疎水性鎖がポリミキシンBの疎水性鎖と疎水結合する。

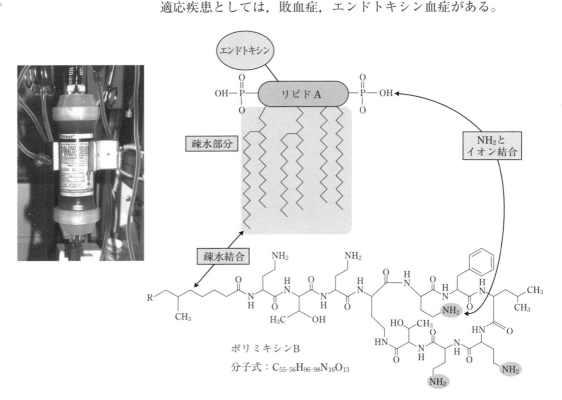

図12.9 エンドトキシン吸着筒(左)（口絵参照）とポリミキシンBの構造式(右)

白血球（Leukocyte）には顆粒球（Granulocyte），リンパ球，単球がある。顆粒球は好中球，好酸球，好塩基球からなる。

GCAP（G キャップ）：Granulocytapheresis，顆粒球除去療法

LCAP（L キャップ）：Leukocytapheresis，白血球除去療法

（3）白血球除去用

潰瘍性大腸炎は，大腸の粘膜にびらんや潰瘍を形成し，再燃と緩解を繰り返すが，その組織障害を引き起こすのが炎症組織に集結してくる活性化した白血球である。その白血球を除去して免疫応答を調節し症状の改善を図る方法として，現在 2 種類のデバイスがある。酢酸セルロースビーズをカラムに詰めた顆粒球・単球を除去する顆粒球除去用の吸着筒（GCAP）と，ポリエチレンテレフタレートからなる極細繊維不織布をカラムに詰めた，顆粒球・単球に加えリンパ球・血小板を除去する白血球除去用の吸着筒（LCAP）がある。潰瘍性大腸炎の活動期における緩解促進のために効果がある。また，顆粒球除去用はクローン病に，白血球除去用は関節リウマチにも適応されている（図 12.10，図 12.11）。

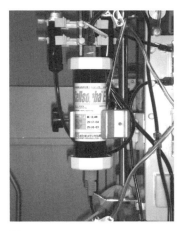
図 12.10　ポリエチレンテレフタレート（LCAP）

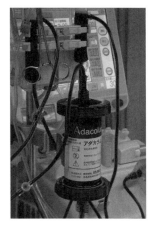
図 12.11　酢酸セルロースビーズ（GCAP）

適応疾患としては，GCAP では活動期におけるステロイド治療抵抗性の潰瘍性大腸炎，大腸病変に起因する中等症から重症の活動期クローン病（顆粒球除去用）や薬物療法が無効または適用できない中等症以上の膿疱性乾癬（顆粒球除去用），また，LCAP では活動性が高く薬物療法に抵抗する関節リウマチ患者（白血球除去用）がある。

（4）$β_2$-ミクログロブリン除去用

吸着器を単独で使用することは少なく，ダイアライザの前に直列でつなぎ（吸着器 ＋ ダイアライザ），血液透析中に用いる。疎水性長鎖アルキル基であるヘキサデシル基をリガンドとする約 460 μm

の多孔質セルロースビーズをカラムに充填した吸着器で，疎水性蛋白質である $β_2$-ミクログロブリンを疎水結合により吸着する。また，$β_2$-ミクログロブリンより大きい疎水性蛋白質はセルロースビーズの表面細孔に入らず，吸着されない（図12.12，図12.13）。

適応疾患としては，関節痛を伴う透析アミロイド症がある。

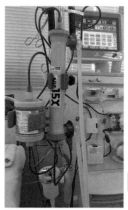

$$— C_{16}H_{34}$$
$$\begin{array}{cccccc} 1 & 2 & 3 & 14 & 15 & 16 \\ -CH_2- & CH_2- & CH_2- \cdots & CH_2- & CH_2- & CH_3 \end{array}$$

ヘキサデシル基の構造式

吸着器＋ダイアライザ

図12.12 $β_2$-ミクログロブリン吸着施行中（左）とヘキサデシル基の構造式(右)

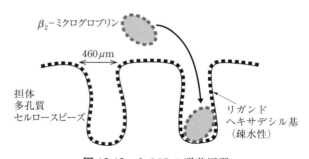

図12.13 $β_2$-MG の吸着原理

12.2.2 血漿吸着（PA）

血球と吸着材との反応を抑えるには被覆材によるコーティングを施すが，完全に抑制できるものではない。そこで血球と血漿とを分離し，分離血漿中から除去する方法が考案された。一般に血漿吸着の吸着原理は，リガンドと病因関連物質との間の抗原抗体反応を利用した生物学的親和力と物理学的親和力を利用したものであるので，選択性をもつ吸着療法である（図12.14，表12.2）。

(1) 生物学的親和力

①抗原固定型：DNA や血液型物質を固定し，抗 DNA 抗体や血液型不適合臓器移植を受ける患者の血液型抗体を吸着する。

> **抗原抗体反応**：体内に異物が侵入したとき，それが自分にとって都合の良いものか，そうでないかを識別する。必要のないものなら，体内ではこの異物を無毒化もしくは体外に排除しようとする。ここで言う異物が抗原，抗原を識別するのが抗体で，一連の生体反応を抗原抗体反応あるいは免疫反応と言う。

②抗体固定型：ヒツジ抗LDL抗体を固定して，ヒト低比重リポ蛋白（LDL）を抗原として吸着する。主に欧州で使用されている。

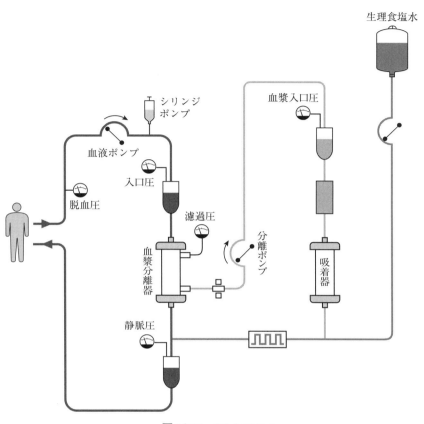

図12.14 PAシステム

表 12.2 血漿吸着

商品名	吸着材		吸着機序	吸着物質	適応疾患
	リガンド	担体			
イムソーバ PH	フェニルアラニン	ポリビニルアルコール	疎水結合	リウマチ因子 免疫複合体 自己抗体	悪性慢性関節リウマチ SLE など
イムソーバ TR	トリプトファン	ポリビニルアルコール	疎水結合	抗アセチルコリン受容体抗体 免疫複合体	重症筋無力症 ギラン・バレー症候群など
セレソーブ	デキストラン硫酸	セルロース	静電結合	抗DNA抗体 免疫複合体 抗カルジオジピン抗体	SLE など
リポソーバ LA	デキストラン硫酸	セルロース	静電結合	低比重リポ蛋白質（LDL, VLDL など）アポ蛋白Bと結合	家族性高コレステロール血症など
プラソーバ BRS	トリメチルアンモニウム	スチレン・ジビニルベンゼン共重合体樹脂	イオン結合	胆汁酸 ビリルビン	劇症肝炎 術後肝不全 肝性昏睡 薬物中毒など
プラソーバ N	石油ピッチ系活性炭		物理吸着		

（2）物理学的親和力

疎水性結合：水溶液中で疎水性物質が集合，結合する現象。

クーロン力：電荷を持った物質間に働く力のことで，プラスの電荷をもつ物質とマイナスの電荷をもつ物質は引きつけ合う。

①疎水性結合：水溶液中で水と親和性の低い物質が互いに接近するファンデルワールス力に基づく作用で，疎水性アミノ酸（トリプトファン，フェニルアラニン）と免疫複合体，抗DNA抗体などの病因関連物質との無極性側鎖どうしの相互作用による（図 12.15, 図 12.16）。

②静電的結合：陽性荷電と陰性荷電とのクーロン力に基づき，多価陰イオンである多糖類のデキストラン硫酸はLDL中の陽性荷電を有するアポ蛋白Bを結合する。ヒトLDLレセプターは陰性荷電が並んだ構造を有し，デキストラン硫酸はそれを模造している（図 12.17～図 12.19）。

③イオン結合：イオン交換樹脂と同じ原理で，イオン交換の選択性により吸着される。陰イオン（COO^-）を有するビリルビンや胆汁酸は陰イオン交換樹脂のCl^-と交換される（図 12.20～図 12.23）。

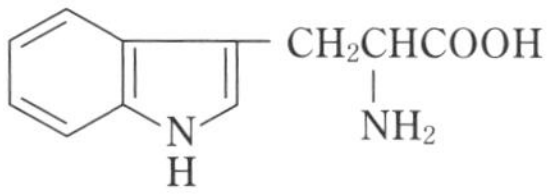

図 12.15　トリプトファンの構造式

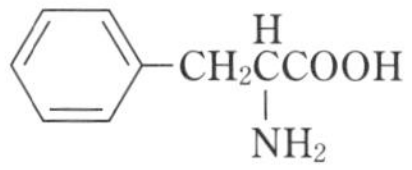

図 12.16　フェニルアラニンの構造式

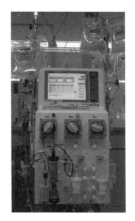

図 12.17　LDL 吸着施行中
（口絵参照）

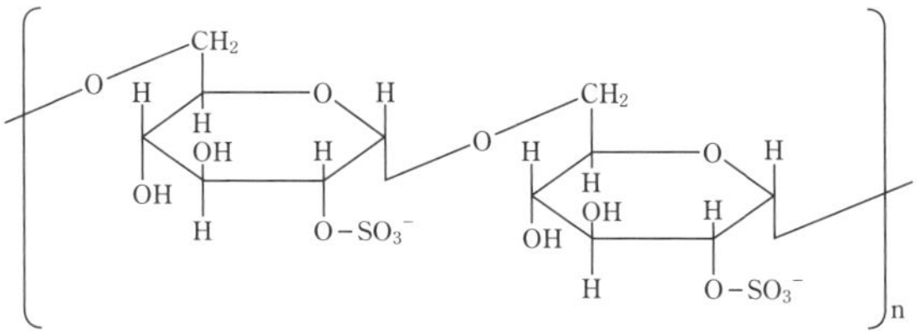

図 12.18　デキストラン硫酸の構造式

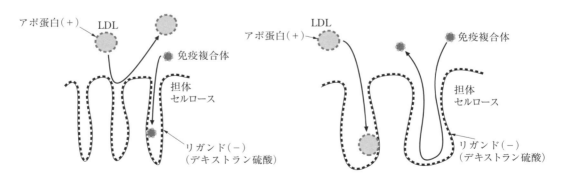

図 12.19　担体の孔径による吸着物質の違い

12.2 吸着療法

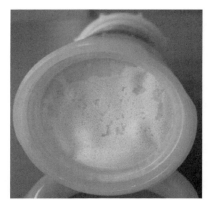
図 12.20　ビリルビン吸着筒

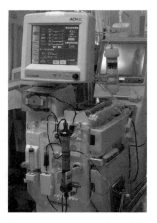
図 12.21　ビリルビン吸着施行中

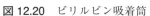

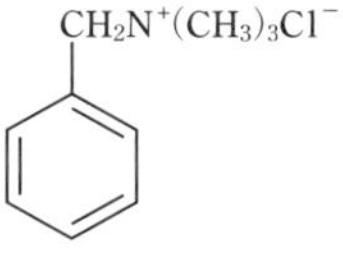

図 12.22　塩化ベンジルトリメチルアンモニウムの構造式

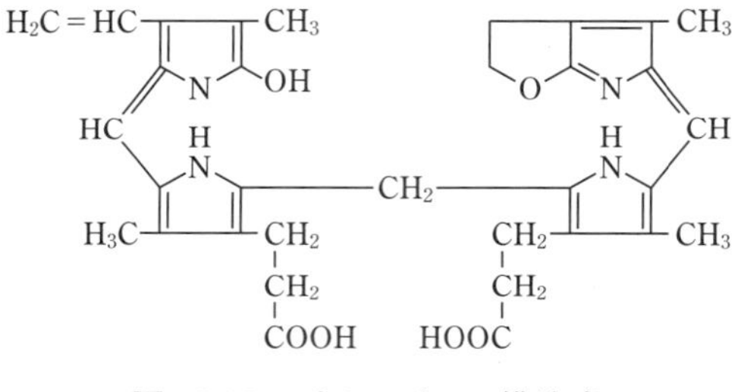

図 12.23　ビリルビンの構造式

> **課題**
>
> 1. 静電結合（クーロン力），疎水結合（ファンデルワールス力）について調べなさい。
> 2. 自己抗体，免疫複合体，LDL，ビリルビンとはどのようなものか。

12.3 胸水・腹水濾過濃縮再静注法

胸水・腹水濾過濃縮再静注法 (CART: Cell-free and Concentrated Ascites Reinfusion Therapy)

　難治性腹水症（胸水）患者の腹水（胸水）を採取し，それを濾過・濃縮して患者に再静注する。腹水の中には体にとって有用な蛋白成分が含まれている。そのほかに水や電解質が含まれ，疾患によっては細菌や癌細胞が含まれている場合もある。まず，採取した腹水を腹水濾過器に通し，細菌や癌細胞などを取り除く。次にその腹水を腹水濃縮器に通し，余分な水・電解質を除去し，蛋白成分を濃縮する。濾過・濃縮した腹水は静脈に点滴投与する。処理方法には，ポンプ式と落差式がある（図12.24）。

　腹水貯留の原因として，肝硬変・うっ血性心不全・ネフローゼ症候群・卵巣過剰刺激症候群などの漏出液が溜まる非炎症性腹水と，

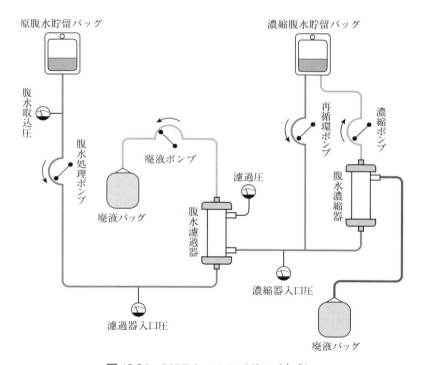

図 12.24　CART システム（ポンプ方式）

炎症性疾患や悪性腫瘍により，血管透過性が亢進し，滲出液が溜まる炎症性腹水がある。

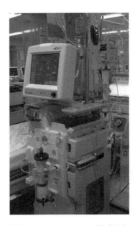

図 12.25　CART 施行中

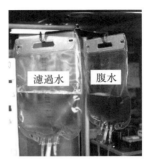

図 12.26　腹水と濾過水
　　　　（口絵参照）

問題解答

問題 3.1 1日の尿量が 1 800 ml/日なので，$\frac{1\,800}{24\times 60}=1.25$ ml/min

$$CL=\frac{U\times V}{P}=\frac{80\times 1.25}{0.9}\fallingdotseq \underline{111.11}\,[\text{m}l/\text{min}]$$

問題 3.2 (1) 限外濾過量 = 0 のとき

$$CL=\frac{14-3}{14}\times 200\fallingdotseq \underline{157}\,[\text{m}l/\text{min}]$$

(2) 限外濾過量 = 600 ml/h のとき，600 ml/h = 10 ml/min なので，

$$CL=\frac{14-3}{14}\times (200-10)+10\fallingdotseq \underline{159}\,[\text{m}l/\text{min}]$$

問題 3.3 限外濾過量 Q_f が 900 ml/h = 15 ml/min より，

$A\times CL=C_{do}\times Q_{do}-C_{di}\times Q_{di}$, $C_{di}=0$ なので，

$$CL=\frac{3.1\times 515}{10}\fallingdotseq \underline{160}\,[\text{m}l/\text{min}]$$

ダイアライザ出口側血液濃度は，

$CL=\frac{A-V}{A}\times (Q_b-Q_f)+Q_f$ から，

$$V=A-A\times \frac{CL-Q_f}{Q_b-Q_f}=10-10\times \frac{160-15}{200-15}\fallingdotseq \underline{2.2}\,[\text{mg}/\text{d}l]$$

問題 3.4 (1) 患者体重が 50 kg，体液量 60% より，$50\,000\times 0.6=30\,000$ [ml]

$Kt/V=1.2$ より，

$180\,[\text{m}l/\text{min}]\times t\,[\text{min}]/30\,000\,[\text{m}l]=1.2$

$$t=\frac{1.2\times 30\,000}{180}=200\,[\text{min}]$$

よって，3 時間 20 分となる。

(2) $\ln \frac{\text{透析前のBUN値}}{\text{透析後のBUN値}}=Kt/V$ より，

$$t=\frac{V}{K}\times \ln \frac{\text{透析前のBUN値}}{\text{透析後のBUN値}}=\frac{30\,000\,[\text{m}l]}{180\,[\text{m}l/\text{min}]}\times \ln \frac{100\,[\text{mg}/\text{d}l]}{25\,[\text{mg}/\text{d}l]}=\frac{30\,000}{180}\times \ln 4$$

$=166.7\times 2\ln 2=166.7\times (0.693+0.693)\fallingdotseq \underline{231}\,[\text{min}]$

問題 3.5 $\text{TMP}=\frac{60+40}{2}-\frac{40-20}{2}=\underline{40}\,[\text{mmHg}]$

透析前後の患者体重から計算した時間あたりの限外濾過量は，

$$\frac{60\,[\text{kg}]-57.2\,[\text{kg}]}{4\,[\text{h}]}=0.7\,[l/\text{h}]=700\,[\text{m}l/\text{h}]$$

となる。よって UFR は，

$$\text{UFR}=\frac{700}{40}=\underline{17.5}\,[\text{m}l/\text{mmHg}/\text{h}]$$

問題 3.6 濾過係数 Lp は下記の式より，
$$Lp = \frac{\mathrm{UFR}}{A} = \frac{17.5}{1.5} = \underline{11.7}$$

問題 3.7 (1) $\mathrm{TMP} = \dfrac{70+30}{2} - \dfrac{10-30}{2} = 60\,[\mathrm{mmHg}]$ である。

UFR = 10 [ml/mmHg/h] であるから，4 時間の除水量は，
10 [ml/mmHg/h] × 60 [mmHg] × 4 [h] = 2 400 [ml]
よって，50 [kg] − 2.4 [kg] = $\underline{47.6\,[\mathrm{kg}]}$

(2) 限外濾過量 Q_f は UFR10 [ml/mmHg/h] × TMP60 [mmHg] ÷ 60 [min] = 10 [ml/min] であるので，$CL = \dfrac{10-3}{10} \times (200-10) + 10 = \underline{143\,[\mathrm{m}l/\mathrm{min}]}$

(3) $A \times CL = C_{Do} \times Q_{Do} - C_{Di} \times Q_{Di}$ より，ダイアライザ出口側 Cr 濃度は，
$$C_{Do} = \frac{10\,[\mathrm{mg/d}l] \times 143\,[\mathrm{m}l/\mathrm{min}]}{510\,[\mathrm{m}l/\mathrm{min}]} \fallingdotseq \underline{2.8\,[\mathrm{mg/d}l]}$$

問題 3.8 $\mathrm{TMP} = \dfrac{100+60}{2} = 80\,[\mathrm{mmHg}]$ であるから，2 時間後の濾液量は，
8 [ml/mmHg/h] × 80 [mmHg] × 2 [h] = $\underline{1\,280\,[\mathrm{m}l]}$

問題 4.1 (1) $\underline{4\,[\mathrm{mOsm}/l]}$
(2) 80/40 [m mol/l] = 2 [m mol/l] = $\underline{2\,[\mathrm{mOsm}/l]}$
(3) 9/58.5 [mol/l] = 9 000/58.5 [m mol/l] より，
9 000/58.5 × 2 [mOsm/l] ≒ $\underline{307.7\,[\mathrm{mOsm}/l]}$
(4) 5 [%] = 5 [g/dl] = 50 [g/l] より，
50/180 × 1 000 [m mol/l] ≒ $\underline{277.8\,[\mathrm{mOsm}/l]}$

問題 4.2 50% = 50 [g/dl] = 50 000 [mg/dl]
添加するブドウ糖溶液を x とおくと，
x = 100 [ml] × 1 000 [mg]/50 000 [mg] = $\underline{2\,[\mathrm{m}l]}$ となる。
Ca^{2+} は 2 mEq/l が 1 m mol/l なので Ca^{2+} 3.0 [mEq/l] = 1.5 [m mol/l]，CaCl$_2$ · 2H$_2$O = 147 より，
生理食塩水 1 l に CaCl$_2$ · 2H$_2$O は 147 × 1.5 = $\underline{220.5\,[\mathrm{mg}]}$ 溶かせばよい。

問題 4.3
BUN：100 [mg/dl] = 1 000 [mg/l]　　　1 000/28 = 35.7 [mOsm/l]
Cr：10 [mg/dl] = 100 [mg/l]　　　　　100/113 = 0.9 [mOsm/l]
ブドウ糖：200 [mg/dl] = 2 000 [mg/l]　2 000/180 = 11.1 [mOsm/l]
Na：140 [mEq/l] = 140 [mOsm/l]
Ca：10 [mg/dl] = 100 [mg/l]　　　　　100/40 = 2.5 [mOsm/l]
よって総浸透圧は，
35.7 + 0.9 + 11.1 + 140 + 2.5 = $\underline{190.2\,[\mathrm{mOsm}/l]}$

問題 4.4 NaCl ⇌ Na⁺ + Cl⁻ であるので，
Na⁺は 140〔mEq/l〕より 0.14〔mol/l〕となる。
よって NaCl に換算すると，
58.5〔g/mol〕× 0.14〔mol/l〕= 8.19〔g〕

問題 10.1 (1) S.C. $= \dfrac{C_F}{C_{Bi}} = \dfrac{8}{10} = 0.8$ より，

S.C. = 0.8 となる。クリアランスは，

$CL = Q_f \times$ S.C. $= \dfrac{8}{10} \times 60 = 48$〔m$l$/min〕となる。

(2) 1 分当たり 60 ml 濾過し 50 ml 補液しているので，1 分当たりの除水量は 10 ml である。4 時間（240 分）後では，10〔ml/min〕× 240〔min〕= 2 400〔ml〕となる。

(3) 返血側濃度 V〔mg/dl〕は，HF フィルタ通過前血液中の溶質量〔mg/min〕から濾液中の溶質量〔mg/min〕を引いた量を，補液後の血液流量〔dl/min〕で割ればよい。

$$V = \dfrac{\text{HFフィルタ通過前血液中の溶質量〔mg/min〕} - \text{濾液中の溶質量〔mg/min〕}}{\text{補液後の血液流量〔d}l\text{/min〕}}$$

$$= \dfrac{C_{Bi} \times Q_b - C_F \times Q_f}{Q_b - Q_f + Q_s} \text{〔mg/min〕}$$

C_{Bi}：HF フィルタ前血液濃度〔mg/dl〕，Q_b：血液流量〔dl/min〕，Q_f：濾液流量〔dl/min〕，
C_F：濾液中濃度〔mg/dl〕，Q_s：補液流量〔dl/min〕

より，$V = \dfrac{10\text{〔mg/d}l\text{〕} \times 2\text{〔d}l\text{/min〕} - 8\text{〔mg/d}l\text{〕} \times 0.6\text{〔d}l\text{/min〕}}{2 - 0.6 + 0.5\text{〔d}l\text{/min〕}} = 8$〔mg/d$l$〕となる。

国家試験問題

第 1 章　血液浄化法概論

問題 1.1　血液透析での老廃物除去原理

血液透析で用いられる血液からの老廃物除去原理はどれか。
 a. 浸透圧差　 b. 拡散　 c. 限外濾過　 d. 能動輸送　 e. 逆浸透
 1. a, b　 2. a, e　 3. b, c　 4. c, d　 5. d, e

問題 1.2　血液透析

誤っているのはどれか。
1. 中分子量尿毒症原因物質とは分子量 200〜5 000 の領域の物質をいう。
2. β_2 ミクログロブリンは低分子量尿毒症原因物質に属する。
3. 尿素は腎機能低下に併い血中に蓄積する。
4. 血液透析濾過は血液透析より中分子量物質除去機能が優れている。
5. 低効率血液透析は，高効率血液透析より不均衡症候群が少ない。

問題 1.3　人工腎臓の原理

人工腎臓装置に用いている原理で誤っているのはどれか。
 a. 電気分解　 b. 限外濾過　 c. 吸着　 d. 拡散　 e. 沈澱
 1. a, b　 2. a, e　 3. b, c　 4. c, d　 5. d, e

問題 1.4　血液浄化療法の目的

血液透析の目的はどれか。
 a. 余分な水分を除去する。
 b. 電解質濃度を調節する。
 c. 生体内の活性酸素を除去する。
 d. エリスロポエチンの産生を促す。
 e. 代謝性アシドーシスを是正する。
 1. a, b, c　 2. a, b, e　 3. a, d, e　 4. b, c, d　 5. c, d, e

問題 1.5　血液浄化療法の分類

血液浄化法でないのはどれか。
 1. 血漿吸着法　 2. 電気分解法　 3. 血液濾過法
 4. 腹膜透析法　 5. リンパ球除去療法

問題 1.6　血液浄化療法の分類

血液浄化について正しい組合せはどれか。

a. 血漿吸着 ―――― 全血から分離した血球成分を吸着器に灌流する。
b. 血液濾過 ―――― 全血から逆浸透膜を用いて濾液を除去する。
c. 細胞分離 ―――― 血液中の細胞成分を除去する。
d. 直接血液吸着 ―― 全血を直接吸着器に灌流する。
e. 血液透析 ―――― 膠質浸透圧差を利用して除去する。

1. a, b　　2. a, e　　3. b, c　　4. c, d　　5. d, e

問題 1.7　血液透析による是正

血液透析を行うことによって是正されるのはどれか。

a. 高カリウム血症　　b. 代謝性アシドーシス　　c. エリスロポエチン欠乏
d. ビタミンD欠乏　　e. 低リン血症

1. a, b　　2. a, e　　3. b, c　　4. c, d　　5. d, e

問題 1.8　血液透析の目的

血液透析の目的として誤っているのはどれか。

1. 過剰水分の除去　　2. 代謝性アシドーシスの是正　　3. 血清カリウム濃度の是正
4. 尿素の除去　　5. 免疫グロブリンの除去

問題 1.9　血液透析

正しい組合せはどれか。

a. 限外濾過 ―――― 溶質の濃度差による移動
b. 拡　散 ―――― 圧力差による移動
c. 浸　透 ―――― 溶媒の移動
d. 半透膜 ―――― 細孔によるふるい分け
e. 吸　着 ―――― 吸着材への溶解

1. a, b　　2. a, e　　3. b, c　　4. c, d　　5. d, e

問題 1.10　血液透析

血液透析による物質除去に用いられる原理で正しいのはどれか。

a. 拡　散　　b. 分　泌　　c. 浸　透　　d. 再吸収　　e. 限外濾過

1. a, b　　2. a, e　　3. b, c　　4. c, d　　5. d, e

第2章　腎臓・腎不全・慢性腎臓病

問題 2.1　慢性透析療法と原疾患

我が国で慢性透析療法が導入される症例で，最も多い原疾患はどれか。

1. 腎硬化症　　2. 慢性糸球体腎炎　　3. 多発性嚢胞腎　　4. 糖尿病性腎症　　5. 膠原病

問題 2.2　慢性透析患者の三大死因

慢性透析患者の三大死因に入るものはどれか。

1. 肝硬変　　2. 肺血栓塞栓症　　3. 感染症　　4. 尿毒症　　5. 腸閉塞

第3章 ダイアライザ

問題 3.1 ダイアライザのクリアランス
濾過があるときダイアライザのクリアランスを求めるのに必要な値はどれか。
a. 出口側血流量　　b. 膜面積　　c. 中空糸内径
d. 透析液温度　　e. 血液入口側溶質濃度
1. a, b　　2. a, e　　3. b, c　　4. c, d　　5. d, e

問題 3.2 血液浄化療法の原理
正しいのはどれか。
a. 血液透析膜は触媒によって物質を除去する。
b. 血液透析の目的は病因物質の除去である。
c. 血液透析器には中空糸型と積層型とがある。
d. 血液透析膜はグロブリンを透過させない。
e. 逆浸透膜はエンドトキシンを透過させる。
1. a, b, c　　2. a, b, e　　3. a, d, e　　4. b, c, d　　5. c, d, e

問題 3.3 透析膜の種類と構造
透析膜で正しいのはどれか。
1. ポリスルホン膜は対称構造をもつ。
2. ポリアクリロニトリル膜は陽性荷電が強い。
3. セルロース膜は補体活性化作用が軽度である。
4. エチレンビニルアルコール膜は抗血栓性に優れる。
5. ポリメチルメタクリレート膜はタンパク吸着性が低い。

問題 3.4 ダイアライザ
ダイアライザで正しいのはどれか。
1. 限外濾過率は透水性を表す指標である。
2. クリアランスは血流量の影響を受けない。
3. ふるい係数が大きい溶質は膜透過しにくい。
4. 透析液は中空糸束の中心部ほど流れやすい。
5. 膜面積が大きいと不均衡症候群は起きにくい。

問題 3.5 ポリスルホン膜の特徴
ポリスルホン膜で正しいのはどれか。
a. 対称構造を持つ。
b. 陰性荷電膜である。
c. 我が国で最も使われている透析膜である。
d. セルロース膜より透水性が高い。
e. アンギオテンシン変換酵素阻害薬は併用禁忌である。
1. a, b　　2. a, e　　3. b, c　　4. c, d　　5. d, e

問題 3.6　血液浄化器（透析膜）

血液浄化法に用いられる透析膜で誤っているのはどれか。
1. 酢酸セルロース膜は合成高分子膜に比べて蛋白が吸着しにくい。
2. ポリアクリロニトリル膜は，ACE 阻害薬を投与されている患者には禁忌である。
3. ポリメチルメタクリレート膜は非対称構造を有する。
4. ポリスルホン膜はポリビニルピロリドンを含む。
5. エチレンビニルアルコール膜は親水性である。

問題 3.7　アルブミンとグロブリン分画の分離

アルブミンとグロブリン分画の分離に利用される血液浄化器はどれか。
1. 血液濾過器　　2. 血液透析濾過器　　3. 血漿分離器
4. 血漿成分分画器　　5. 血液吸着器

問題 3.8　ダイアライザの性能指標

ダイアライザの性能指標のうち流量〔mL/min〕の次元をもつのはどれか。
a. ふるい係数　　b. 限外濾過率　　c. 総括物質移動面積係数
d. クリアランス　　e. 濾過係数
1. a, b　　2. a, e　　3. b, c　　4. c, d　　5. d, e

問題 3.9　透析膜

親水化剤としてポリビニルピロリドンを用いた透析膜はどれか。
a. エチレンビニルアルコール共重合体　　b. セルローストリアセテート
c. ポリエーテルスルフォン　　d. ポリスルフォン　　e. ポリメチルメタクリレート
1. a, b　　2. a, e　　3. b, c　　4. c, d　　5. d, e

問題 3.10　ダイアライザ

ダイアライザで正しいのはどれか。
1. 中空糸型では，透析液はハウジング（外筒）近傍ほど流れやすい。
2. ポリスルフォン膜は対称構造を示す。
3. 血液と透析液とは同じ向きに流れる。
4. 積層型ダイアライザが広く使用されている。
5. 生体適合性が低い膜では補体の活性化などの生体反応が少ない。

問題 3.11　PVP を使用した透析膜

親水化剤としてポリビニルピロリドン（PVP）を使用した透析膜はどれか。
a. エチレンビニルアルコール共重合体（EVAL）
b. ポリエステル系ポリマーアロイ（PEPA）
c. ポリエーテルスルフォン（PES）
d. ポリスルフォン（PS）
e. ポリメチルメタクリレート（PMMA）
1. a, b, c　　2. a, b, e　　3. a, d, e　　4. b, c, d　　5. c, d, e

問題 3.12　血液透析の性能指標

血液透析で流量〔mL/min〕の単位をもつ性能指標はどれか。
1. ふるい係数　　2. 濾過係数　　3. 限外濾過率
4. 除去率　　5. 総括物質移動面積係数

第4章　透析液

問題 4.1　透析液の管理

透析液について誤っているのはどれか。
1. カプラは定期的に消毒する。
2. 透析液ナトリウム濃度を上昇させると血圧が安定する。
3. 透析液に用いる原水は水道法による水質基準を満たす必要がある。
4. エンドトキシン捕捉フィルタは細菌も捕捉する。
5. 水処理装置は上流から逆浸透，活性炭吸着，硬水軟化装置の順である。

問題 4.2　透析液

市販の CAPD 透析液に含まれているが，血液透析液には含まれていないのはどれか。
1. アセテート　　2. マグネシウム　　3. ラクテート　　4. リン　　5. カリウム

問題 4.3　透析液

透析液で誤っているのはどれか。
1. アルカリ化剤として重炭酸ナトリウムや酢酸ナトリウムが含まれる。
2. 透析液組成を連続監視するため電気伝導度を測定する。
3. 透析液原水は逆浸透装置，活性炭濾過装置，軟水化装置の順に処理される。
4. 透析液のエンドトキシン濃度を低減するためにエンドトキシン阻止膜が用いられる。
5. 透析液原水として地下水を使うには水道法に準拠した水質の担保が必要である。

問題 4.4　濃度計算

132 mmol/L の NaCl（分子量 58.5）水溶液の溶質濃度〔mg/dL〕で正しいのはどれか。
1. 132　　2. 386　　3. 585　　4. 772　　5. 1 544

問題 4.5　透析液

血液透析液について正しいのはどれか。
1. ジギタリス服用患者ではカリウム濃度調整が必要である。
2. ナトリウム濃度が高いと低血圧を起こしやすい。
3. 糖尿病患者には無糖透析液を用いる。
4. 酢酸透析液は血管収縮を起こす。
5. 透析液はアルカリ化剤を含まない。

問題 4.6　透析液

一般に市販されている血液透析用透析液の組成〔mEq/L〕で誤っているのはどれか。
1. Na^+：140　　2. K^+：6.0　　3. Ca^{2+}：3.0　　4. HCO_3^-：30　　5. Mg^{2+}：1.0

問題 4.7　血液透析の指標

血液透析の指標として，他のものと異なる次元をもつのはどれか。
1. クリアランス　　2. Kt/V　　3. 血液量　　4. 透析液流量　　5. 総括物質移動面積係数

問題 4.8　血液透析

血液透析によって体内に補給されるのはどれか。
1. 尿　素　　2. カリウム　　3. ビタミンD　　4. 重炭酸　　5. レニン

問題 4.9　重炭酸透析液

重炭酸透析液の組成で誤っているのはどれか。
1. ナトリウム ――― 140 mEq/L
2. ブドウ糖 ――― 100 mg/dL
3. カルシウム ――― 3.0 mEq/L
4. 重炭酸 ――― 30 mEq/L
5. カリウム ――― 5.0 mEq/L

問題 4.10　透析液

市販されている血液透析用の透析液中の濃度で正しいのはどれか。
a. 重炭酸　30 mEq/L　　b. カルシウム　3.0 mEq/L　　c. カリウム　6.0 mEq/L
d. 無機リン　4.5 mg/dL　　e. マグネシウム　3.0 mEq/L
1. a, b　　2. a, e　　3. b, c　　4. c, d　　5. d, e

第 5 章　透析装置

問題 5.1　水処理での各装置と働き

水処理システムにおける各装置とその目的との組合せで正しいのはどれか。
a. マイクロフィルタ（プレフィルタ）――― 懸濁粒子の除去
b. 軟水化装置 ――― 金属イオンの除去
c. 活性炭吸着装置 ――― 塩素の除去
d. 逆浸透水タンク ――― 非金属イオンの除去
e. 紫外線殺菌灯 ――― エンドトキシンの除去
1. a, b, c　　2. a, b, e　　3. a, d, e　　4. b, c, d　　5. c, d, e

問題 5.2　監視制御項目

透析液供給装置および透析装置（コンソール）の監視制御項目はどれか。
a. エンドトキシン濃度　　b. 酸素飽和度　　c. 透析液圧　　d. 漏　血　　e. 除　水
1. a, b, c　　2. a, b, e　　3. a, d, e　　4. b, c, d　　5. c, d, e

問題 5.3　透析のモニタリング

透析のモニタリングについて正しいのはどれか。

a. 透析液濃度は電導度で測定する。
b. スケールベッドを除水速度の計測に用いる。
c. 透析器の漏血の検出には紫外線の減衰率を用いる。
d. 透析液の温度測定は1か所で行う。
e. コンソールには自動血圧計を組み込まなければならない。

1. a, b　　2. a, e　　3. b, c　　4. c, d　　5. d, e

問題 5.4　血液浄化法の安全管理

血液浄化法の安全管理で誤っているのはどれか。

1. 反復研修は必要である。
2. 透析用原水にRO水を用いることが望ましい。
3. 透析液ラインの洗浄にはグルタールアルデヒドを用いる。
4. C型肝炎患者には陽性であることを知らせる。
5. HIV感染のスクリーニングを行っておく。

問題 5.5　人工腎臓の水処理装置

人工腎臓の水処理装置に用いないのはどれか。

1. 陰イオン交換樹脂　　2. 沈澱フィルタ　　3. 逆浸透膜
4. 軟水装置　　5. 活性炭吸着装置

問題 5.6　エンドトキシン

エンドトキシンで誤っているのはどれか。

1. グラム陰性菌細胞壁の構成成分である。
2. 脂質とアポタンパクが結合したものである。
3. 水溶液中では会合体を形成する。
4. サイトカイン産生を誘発する。
5. 透析アミロイドーシスの原因となる。

問題 5.7　クロラミンを低減・除去する水処理装置

水処理装置でクロラミンを低減・除去するのはどれか。

1. フィルタ　　2. RO装置　　3. 軟水化装置
4. 活性炭濾過装置　　5. 紫外線殺菌装置

問題 5.8　水処理装置

水処理装置について正しいのはどれか。

a. 逆浸透装置の原理は膜濾過である。
b. 紫外線照射によってエンドトキシンを分解する。
c. プレフィルタは重金属イオンを除去する。
d. 軟水化装置はナトリウムイオンを除去する。
e. 活性炭装置通過後の配管は細菌に汚染されやすい。

1. a, b　　2. a, e　　3. b, c　　4. c, d　　5. d, e

問題 5.9 水処理装置と膜濾過

水処理装置で膜濾過を原理とするのはどれか。
a. RO装置　b. 沈殿フィルター　c. 軟水化装置
d. 活性炭濾過装置　e. エンドトキシン捕捉フィルター
1. a, b, c　2. a, b, e　3. a, d, e　4. b, c, d　5. c, d, e

問題 5.10 装置と周辺機器（患者モニタ装置）

血液浄化装置の監視装置で誤っている組合せはどれか。
1. 漏血検知器 ──── 光透過
2. 気泡検知器 ──── 超音波
3. 濃度計 ──── 浸透圧
4. 温度計 ──── サーミスタ
5. 圧力計 ──── ストレインゲージ

問題 5.11 事故対策（災害対策）

血液浄化法の災害対策で誤っているのはどれか。
1. 患者には，透析を受けるために必要な情報を常に携帯するよう指導する。
2. 透析スタッフは，災害時には上級者に情報を集約し，その指示に従う。
3. 透析スタッフは災害時の通勤手段をあらかじめ用意しておく。
4. 災害が発生したら，透析施設に連絡せず患者個々の判断で対処してもらう。
5. 透析中に地震が発生したら，落下物から身を守り，揺れが収まるまで待つよう患者を教育する。

問題 5.12 事故対策（空気誤入）

透析中の空気誤入時の対処法で正しいのはどれか。
a. 酸素吸入を行う。
b. 透析液流量を下げる。
c. 抗凝固薬の量を増やす。
d. 血管拡張薬を投与する。
e. 頭を低くして左側臥位をとらせる。
1. a, b　2. a, e　3. b, c　4. c, d　5. d, e

問題 5.13 事故対策（溶血）

透析中の溶血の原因で誤っているのはどれか。
1. 配管内消毒液の残存　2. 抗凝固薬注入量の過多　3. 配管材劣化による有害成分の混入
4. 水処理装置の故障による希釈水の汚染　5. 液温監視装置の故障による透析液温の上昇

問題 5.14 透析装置（コンソール）

透析装置（コンソール）に組込まれていないのはどれか。
1. 電導度計　2. 気泡検出器　3. 透析液温計
4. 除水制御装置　5. 透析液浸透圧計

問題 5.15 水処理システム

水処理システムの装置と除去する目的物質との組合せで正しいのはどれか。

1. 逆浸透装置 ──────── 懸濁粒子
2. プレフィルタ ──────── 遊離塩素
3. 活性炭吸着装置 ────── マグネシウムイオン
4. 軟水化装置 ────────── ナトリウムイオン
5. 限外濾過フィルタ ──── エンドトキシン

問題 5.16 透析監視項目の異常とその原因

透析監視項目の異常とその原因との組合せで誤っているのはどれか。

1. 漏　血 ──────────── 透析装置ヒータの故障
2. 空気誤入 ────────── 補液ラインの閉鎖忘れ
3. 血液側回路内圧上昇 ── 血液凝固
4. 血液側回路内圧低下 ── 脱血不良
5. 透析液濃度異常 ───── 電気伝導度計の故障

問題 5.17 水処理装置

水処理装置とその除去対象物質との組合せで誤っているのはどれか。

1. プレフィルタ ──────── 懸濁物質（粒子成分）
2. 軟水化装置 ────────── Ca^{2+}
3. 活性炭濾過装置 ────── Cl^-
4. 逆浸透装置 ────────── Na^+
5. 限外濾過フィルタ ──── Al^{3+}

問題 5.18 除水制御方式

除水制御方式として正しいのはどれか。

a. 容量比例方式　　b. ベンチュリー方式　　c. ダブルチャンバ方式
d. 複式ポンプ方式　e. ビスカスコントロール方式

1. a, b, c　　2. a, b, e　　3. a, d, e　　4. b, c, d　　5. c, d, e

第6章　バスキュラーアクセス

問題 6.1 ブラッド（バスキュラー）アクセス

ブラッド（バスキュラー）アクセスについて正しいのはどれか。

a. 急性透析には皮下動静脈瘻が第一選択である。
b. 慢性透析には人工血管シャントが第一選択である。
c. 大腿静脈カテーテルは使用後へパリンを充填する。
d. 血液透析用としては流量は 200 ml/min 程度必要である。
e. カフ付き静脈カテーテルを用いれば感染のリスクを回避できる。

1. a, b　　2. a, e　　3. b, c　　4. c, d　　5. d, e

問題 6.2 　血液透析に用いられる血管アクセス

血液透析に用いられる血管アクセスについて正しいのはどれか。
1. 中心静脈ルートは用いない。
2. 皮下動静脈瘻が石灰化すると血流が安定する。
3. 皮下動静脈瘻造設には上腕動脈が第一選択である。
4. 人工血管シャントの造設にはePTFEが用いられる。
5. 人工血管シャントは自己血管シャントより長期間使用できる。

問題 6.3 　ブラッド（バスキュラー）アクセス

バスキュラーアクセスで正しいのはどれか。
a. 第一選択は人工血管を用いた内シャントである。
b. 動脈表在化は心不全患者に用いられる。
c. スチール症候群ではシャントによって末梢循環障害を生じる。
d. シャント動静脈瘤は石灰化するので手術適応はない。
e. カフ付トンネルカテーテルによって感染は防止される。
1. a, b　　2. a, e　　3. b, c　　4. c, d　　5. d, e

問題 6.4 　バスキュラー（ブラッド）アクセス

バスキュラーアクセスで正しいのはどれか。
1. 動脈表在化法の合併症にスチール症候群がある。
2. 作成の第一選択は自己血管を用いた内シャントである。
3. 静脈カテーテルの穿刺部位として外頸静脈が選択される。
4. 合併症で最も頻度が高いのは感染である。
5. 最も多く用いられている人工血管はポリウレタン製である。

問題 6.5 　バスキュラーアクセス

バスキュラーアクセスで正しいのはどれか。
a. 動脈表在化は心機能への負担が大きい。
b. 第一選択は人工血管を用いた内シャントである。
c. 透析後は静脈カテーテルをヘパリンロックする。
d. カフ付きカテーテルは感染のリスクを低減できる。
e. グラフト移植の方が自家動静脈瘻よりも開存率は高い。
1. a, b　　2. a, e　　3. b, c　　4. c, d　　5. d, e

問題 6.6 　AVFとAVG

自己血管内シャント（AVF）にはみられず人工血管内シャント（AVG）特有の合併症はどれか。
1. 静脈高血圧症　　2. スチール症候群　　3. 静脈瘤　　4. 感　染　　5. 血清腫

問題 6.7　自己血管内シャント

自己血管内シャントの特徴として正しいのはどれか。

a. 一時的バスキュラーアクセスとして使用される。
b. 心臓への負担が少ない。
c. 感染の発症率が低い。
d. 開存期間が長い。
e. 合併症の一つに静脈高血圧症がある。

1. a, b, c　　2. a, b, e　　3. a, d, e　　4. b, c, d　　5. c, d, e

問題 6.8　ブラッド（バスキュラー）アクセス

緊急時の血液浄化に使用される一時的バスキュラーアクセスはどれか。

a. 内シャント　　b. 動脈表在化　　c. 中心静脈カテーテル
d. 動脈直接穿刺　　e. 人工血管バイパスグラフト

1. a, b　　2. a, e　　3. b, c　　4. c, d　　5. d, e

問題 6.9　内シャントの合併症

維持血液透析患者の内シャントに関連した合併症はどれか。

a. スチール症候群　　b. 不均衡症候群　　c. 手根管症候群
d. 静脈高血圧症　　e. 静脈瘤

1. a, b, c　　2. a, b, e　　3. a, d, e　　4. b, c, d　　5. c, d, e

第 7 章　抗凝固法

問題 7.1　血液透析用抗凝固薬

我が国で頻用される血液透析用抗凝固薬はどれか。

a. 遺伝子組み換えヒルジン　　b. メシル酸ガベキセート　　c. 低分子量ヘパリン
d. メシル酸ナファモスタット　　e. プロスタサイクリン

1. a, b　　2. a, e　　3. b, c　　4. c, d　　5. d, e

問題 7.2　抗凝固薬

抗凝固薬で正しいのはどれか。

1. クエン酸ナトリウムは高 Ca 透析液に使われる。
2. 低分子量ヘパリンはヘパリンより活性半減期が長い。
3. メシル酸ナファモスタットはプロタミンで中和できる。
4. ワルファリンは体外循環に用いる。
5. ヘパリンは血小板粘着・凝集を抑制する。

問題 7.3　抗凝固薬

抗凝固薬について誤っているのはどれか。
1. プロタミンはヘパリンの作用を中和する。
2. 低分子量ヘパリンの半減期はヘパリンより短い。
3. ヘパリンには抗 Xa 作用がある。
4. メシル酸ナファモスタットは陰性荷電膜に吸着される。
5. クエン酸ナトリウムは血中のカルシウムイオンを低下させる。

問題 7.4　血液の凝固

血液凝固で正しいのはどれか。
1. 血液が異物と接触すると血液凝固Ⅲ因子が活性化する。
2. メシル酸ナファモスタットは陽性荷電膜に吸着される。
3. 活性化部分トロンボプラスチン時間はヘパリン用量の調節に用いられる。
4. ヘパリンはⅫ因子に直接作用し，血液の凝固を阻止する。
5. クエン酸ナトリウムは血中のリンイオンを低下させる。

問題 7.5　抗凝固薬

抗凝固薬で正しいのはどれか。
1. ヘパリンには抗トロンビン作用がある。
2. ヘパリンは陰性荷電膜に吸着される。
3. 低分子量ヘパリンは分子量 1 500 程度の製剤である。
4. メシル酸ナファモスタットの半減期は 30 分である。
5. アルガトロバンは出血性病変を持つ患者に用いられる。

問題 7.6　抗凝固薬

抗凝固薬のメシル酸ナファモスタットについて正しいのはどれか。
a. 出血性病変を有する患者に使用できる。
b. 血中カルシウムイオンを減少させる。
c. 半減期は 2～3 時間である。
d. プロタミンで中和できる。
e. 陰性荷電膜に吸着される。

1. a, b　　2. a, e　　3. b, c　　4. c, d　　5. d, e

問題 7.7　血液透析用抗凝固薬

作用発現にアンチトロンビンⅢの存在を必要とする抗凝固薬はどれか。
a. 非分画ヘパリン　　b. 低分子量ヘパリン　　c. メシル酸ナファモスタット
d. アルガトロバン　　e. クエン酸ナトリウム

1. a, b　　2. a, e　　3. b, c　　4. c, d　　5. d, e

第8章　透析患者の合併症

問題 8.1　透析療法の合併症

透析療法の合併症で正しいのはどれか。
1. 消化管出血があるときはヘパリンを用いる。
2. 感染症は透析患者の死亡原因の第1位である。
3. アルカローシスでは高カルシウム血症の発生頻度が高まる。
4. 高血圧の大部分はレニン依存性である。
5. 体液過剰が続くと心不全の発生頻度が高まる。

問題 8.2　腎性骨異栄養症の対処法

腎性骨異栄養症の対処法はどれか。
a. カルシトニンの投与　　b. エリスロポエチンの投与　　c. リンを多く含む食品の摂取
d. 活性型ビタミンD製剤の投与　　e. 運動療法の指導
1. a，b，c　　2. a，b，e　　3. a，d，e　　4. b，c，d　　5. c，d，e

問題 8.3　合併症（二次性副甲状腺機能亢進症）

透析治療において二次性副甲状腺機能亢進症の発症に関係があるのはどれか。
a. 血清リン濃度の低下　　b. 活性型ビタミンDの欠乏　　c. 血清カルシウム濃度の低下
d. 抗利尿ホルモンの分泌抑制　　e. 副甲状腺ホルモンの分泌抑制
1. a，b　　2. a，e　　3. b，c　　4. c，d　　5. d，e

問題 8.4　骨・ミネラル代謝異常の治療

慢性腎臓病に伴う骨・ミネラル代謝異常（CKD-MBD）の治療で正しいのはどれか。
a. 透析時間の短縮　　b. 食事中リン摂取量の増加　　c. 副甲状腺摘除術
d. 活性型ビタミンD製剤投与　　e. 低血流量透析
1. a，b　　2. a，e　　3. b，c　　4. c，d　　5. d，e

第9章　腎不全と患者管理

問題 9.1　不均衡症候群の対処法

不均衡症候群の対処法として誤っているのはどれか。
1. 血液流量を低く設定する。
2. マニトールを点滴する。
3. 短時間頻回透析を行う。
4. 低ナトリウム透析液を使用する。
5. 小面積のダイアライザを使用する。

問題 9.2　血液透析回路への空気混入時の対応

血液透析回路への空気混入時の対応はどれか。
a. 酸素吸入　　b. トレンデレンブルグ体位で左側臥位　　c. 抗凝固薬の増量
d. 血液回路の冷却　　e. 静脈回路の遮断
1. a，b，c　　2. a，b，e　　3. a，d，e　　4. b，c，d　　5. c，d，e

問題 9.3　透析回路への気泡混入と処置

透析回路から気泡が体内に流入したときの処置で正しいのはどれか。

a. 直ちに輸液ポンプを止める。
b. 直ちにトレンデレンブルグ体位にする。
c. 右側臥位にする。
d. 呼吸困難に対しては起坐位とする。
e. 酸素吸入を開始する。

1. a, b, c　　2. a, b, e　　3. a, d, e　　4. b, c, d　　5. c, d, e

問題 9.4　静脈圧下限の原因

血液透析施行中に静脈圧下限警報が鳴った。原因として考えられないのはどれか。

1. 脱血不良　　2. ダイアライザ内の血液凝固　　3. 静脈側ドリップチャンバ内の血液凝固
4. 動脈側回路の折れ曲がり　　5. 静脈側回路の穿刺針からの脱落

問題 9.5　血液透析中の血圧低下

血液透析中に血圧低下をしばしば認める患者への対応で誤っているのはどれか。

1. 体外限外濾過法（ECUM）を追加する。
2. 透析液ナトリウム濃度を増加させる。
3. 時間除水量を増加させる。
4. 透析液温度を低下させる。
5. 食事からのナトリウム摂取量を減少させる。

問題 9.6　血液透析回路への空気侵入の原因

血液透析回路への空気侵入の原因となるのはどれか。

a. 抗凝固薬注入ラインの外れ　　b. 透析膜破損による血液漏出
c. 動脈側穿刺針と回路の接続不良　　d. 補液ラインの閉鎖忘れ
e. 静脈側穿刺針と回路の接続不良

1. a, b　　2. a, e　　3. b, c　　4. c, d　　5. d, e

問題 9.7　透析患者

血液透析患者の摂取量（1日あたり）の上限値として正しいのはどれか。

a. エネルギー：15 kcal/kg　　b. リン：700 mg　　c. カリウム：1.5 g
d. 食塩：6 g　　e. 蛋白質：0.6 g/kg

1. a, b, c　　2. a, b, e　　3. a, d, e　　4. b, c, d　　5. c, d, e

問題 9.8　不均衡症候群の予防

血液透析の導入期にみられる不均衡症候群を予防する対策して誤っているのはどれか。
a. 小さな膜面積のダイアライザを使用する。
b. 高張液を返血側回路から投与する。
c. 透析時間を短くする。
d. 抗凝固薬の投与量を増量する。
e. 血液量を増加させる。

1. a, b　　2. a, e　　3. b, c　　4. c, d　　5. d, e

第10章　血液濾過・血液透析濾過

問題 10.1　オンライン血液透析濾過

オンライン血液透析濾過について誤っているのはどれか。
1. 透析液の一部を補充液として使用する。
2. 認可された多用途透析装置を使用する。
3. ダイアライザを使用する。
4. 定められた水質基準を満たした透析液を使用する。
5. エンドトキシン捕捉フィルタを使用する。

問題 10.2　CHF と CHDF の適応

持続的血液濾過（CHF）もしくは持続的血液透析濾過（CHDF）の適応とならないのはどれか。
1. 急性腎障害　　2. うっ血性心不全　　3. 重症急性膵炎
4. ギラン・バレー症候群　　5. 敗血症

問題 10.3　オンライン血液透析濾過

オンライン血液透析濾過で正しいのはどれか。
1. 透析液とは別にバッグに入った置換液が必要である。
2. 透析困難症とアミロイドーシスに保険適応疾患が限られる。
3. わが国では前希釈法が主流である。
4. エンドトキシン捕捉フィルタは不要である。
5. 血液浄化器には血液透析と同じダイアライザが使用される。

第11章　腹膜透析

問題 11.1　腹膜透析の特徴

腹膜透析の特徴として正しいのはどれか。
a. 小分子量物質の除去に優れる。
b. 循環動態への影響が少ない。
c. 不均衡症候群が起こらない。
d. ブラッドアクセスが不必要である。
e. 腹膜炎の危険性がない。

1. a, b, c　　2. a, b, e　　3. a, d, e　　4. b, c, d　　5. c, d, e

問題 11.2 腹膜透析

腹膜透析について正しいのはどれか。
1. 原理は水圧差による。
2. 透析液のカリウム濃度は 1.5〜2 mEq/l である。
3. 自動灌流装置によって除水量を制御できる。
4. 腹膜カテーテルはダグラス窩に挿入する。
5. 酸性透析液は生体適合性に問題はない。

問題 11.3 CAPD に特徴的な合併症

CAPD に特徴的な合併症はどれか。
a. 腰 痛　b. 貧 血　c. 高カリウム血症
d. 透析不均衡症候群　e. 被囊性腹膜硬化症

1. a, b　2. a, e　3. b, c　4. c, d　5. d, e

問題 11.4 腹膜透析

腹膜透析で正しいのはどれか。
a. 生体膜による血液浄化法である。
b. 溶質除去は拡散による。
c. 除水は浸透圧差による。
d. 尿素クリアランスは一定である。
e. 腹腔内透析液量は一定である。

1. a, b, c　2. a, b, e　3. a, d, e　4. b, c, d　5. c, d, e

問題 11.5 CAPD

CAPD で正しいのはどれか。
1. 循環動態に対する影響が小さい。
2. 透析不均衡症候群への注意が必要である。
3. 酸性透析液は生体適合性の面で有利である。
4. 浸透圧は透析液中のカリウム濃度で調整する。
5. 小分子量物質の除去効率は血液透析よりも高い。

問題 11.6 CAPD

CAPD について誤っているのはどれか。
1. 在宅治療で使われる。
2. 溶質除去の原理は吸着である。
3. 血液透析に比べ中分子量物質の除去に優れる。
4. 被囊性腹膜硬化症を起こすことがある。
5. 除水は透析液中のブドウ糖濃度に影響される。

問題 11.7　腹膜透析の特徴

血液透析と比べた連続的腹膜透析の特徴として正しいのはどれか。

a. 小分子溶質の除去に優れる。
b. 残存腎機能の保持に優れる。
c. バスキュラーアクセスが不要である。
d. 心血管系への負担が少ない。
e. 長期透析が可能である。

1. a, b, c　　2. a, b, e　　3. a, d, e　　4. b, c, d　　5. c, d, e

第12章　アフェレシス

問題 12.1　アフェレシスのモニタ

アフェレシスのモニタに用いないのはどれか。

1. 重量バランス計　　2. 気泡検出器　　3. 漏血検出器　　4. 回路内圧計　　5. 浸透圧計

問題 12.2　単純膜濾過血漿交換法

単純膜濾過血漿交換法に用いるのはどれか。

1. 血漿分画器　　2. 血漿吸着器　　3. 血漿冷却器　　4. 遠心分離器　　5. 血漿分離器

問題 12.3　血球成分除去療法の適応

血球成分除去療法の適応で正しいのはどれか。

1. エンドトキシン血症　　2. 透析アミロイド症　　3. 閉塞性動脈硬化症
4. 重症筋無力症　　5. 潰瘍性大腸炎

問題 12.4　アフェレシス

アフェレシスにおいて補充液を必要とする治療法はどれか。

a. 単純血漿交換　　b. 直接血液灌流　　c. 血球成分除去療法
d. 血漿吸着療法　　e. 二重濾過血漿分離交換法

1. a, b　　2. a, e　　3. b, c　　4. c, d　　5. d, e

問題 12.5　吸着材と適応疾患

吸着材とその適応疾患との組合せで正しいのはどれか。

a. 石油ピッチ系活性炭 ──── 薬物中毒
b. ポリミキシンB ──── 透析アミロイド症
c. ヘキサデシル基 ──── 敗血症
d. デキストラン硫酸 ──── 潰瘍性大腸炎
e. トリプトファン ──── ギラン・バレー症候群

1. a, b　　2. a, e　　3. b, c　　4. c, d　　5. d, e

国家試験問題　解答

第1章　血液浄化法概論

問題 1.1 → 3　　問題 1.2 → 2　　問題 1.3 → 2　　問題 1.4 → 2　　問題 1.5 → 2
問題 1.6 → 4　　問題 1.7 → 1　　問題 1.8 → 5　　問題 1.9 → 4　　問題 1.10 → 2

第2章　腎臓・腎不全・慢性腎臓病

問題 2.1 → 4　　問題 2.2 → 3

第3章　ダイアライザ

問題 3.1 → 2　　問題 3.2 → 4　　問題 3.3 → 4　　問題 3.4 → 1　　問題 3.5 → 4
問題 3.6 → 3　　問題 3.7 → 4　　問題 3.8 → 4　　問題 3.9 → 4　　問題 3.10 → 1
問題 3.11 → 4　　問題 3.12 → 5

第4章　透析液

問題 4.1 → 5　　問題 4.2 → 3　　問題 4.3 → 3　　問題 4.4 → 4　　問題 4.5 → 1
問題 4.6 → 2　　問題 4.7 → 2　　問題 4.8 → 4　　問題 4.9 → 5　　問題 4.10 → 1

第5章　透析装置

問題 5.1 → 1　　問題 5.2 → 5　　問題 5.3 → 1　　問題 5.4 → 3　　問題 5.5 → 1
問題 5.6 → 5　　問題 5.7 → 4　　問題 5.8 → 2　　問題 5.9 → 2　　問題 5.10 → 3
問題 5.11 → 4　　問題 5.12 → 2　　問題 5.13 → 2　　問題 5.14 → 5　　問題 5.15 → 5
問題 5.16 → 1　　問題 5.17 → 5　　問題 5.18 → 5

第6章　バスキュラーアクセス

問題 6.1 → 4　　問題 6.2 → 4　　問題 6.3 → 3　　問題 6.4 → 2　　問題 6.5 → 4
問題 6.6 → 5　　問題 6.7 → 5　　問題 6.8 → 4　　問題 6.9 → 3

第7章　抗凝固法

問題 7.1 → 4　　問題 7.2 → 2　　問題 7.3 → 2　　問題 7.4 → 3　　問題 7.5 → 1
問題 7.6 → 2　　問題 7.7 → 1

第8章　透析患者の合併症

問題 8.1 → 5　　問題 8.2 → 3　　問題 8.3 → 3　　問題 8.4 → 4

第9章　腎不全と患者管理

問題 9.1 → 4　　問題 9.2 → 2　　問題 9.3 → 3　　問題 9.4 → 3　　問題 9.5 → 3
問題 9.6 → 4　　問題 9.7 → 4　　問題 9.8 → 5

第10章　血液濾過・血液透析濾過

問題 10.1 → 3　　問題 10.2 → 4　　問題 10.3 → 3

第11章　腹膜透析

問題 11.1 → 4　　問題 11.2 → 4　　問題 11.3 → 2　　問題 11.4 → 1　　問題 11.5 → 1
問題 11.6 → 2　　問題 11.7 → 4

第12章　アフェレシス

問題 12.1 → 5　　問題 12.2 → 5　　問題 12.3 → 5　　問題 12.4 → 2　　問題 12.5 → 2

索引

あ

アシドーシス	18,19,59
アナフィラキシーショック	93
アニオンギャップ	18
アフェレシス	23,145
アポ蛋白B	158
アルガトロバン	94
アルカリ化剤	56,58,140
アルブミン	12,111
アルミニウム蓄積症	106
アンギオテンシン	10,15,99
——変換酵素阻外薬	24
アンチトロンビン	92
イオン結合	62,158
イオン交換樹脂	158
異化亢進	19,20,111
イコデキストリン	140
異所性石灰化	106
インターロイキン	53
——仮説	53
うっ血性心不全	17,23
ウロキナーゼ	87
栄養障害	102,143
エチレンオキサイドガス	48
エチレンビニルアルコール膜	50
エリスロポエチン	15,18,99
遠位尿細管	11,14,15
エンドトキシン	5,6,51,68
——除去	154
——除去の適応疾患	154
——捕捉フィルタ	51,69
オクルージョンテスト	74
温度異常	79
温度計	76

か

外シャント	3,84,127
ガイドライン	26
潰瘍性大腸炎	6,155
拡散	35,38,132
——係数	35
家族性コレステロール血症	148,150
活性型ビタミンD	15
活性炭	4,152
——装置	67
——フィルタ	67
カテーテル	84
カリウムイオン	57
顆粒球除去	155
カルシウムイオン	57
カルシウム感知受容体作動薬	105
間歇補充型血液透析濾過	127
患者監視装置	72,73
感染症	18,19,100,102
γ線滅菌	47
基底膜	11,12
気泡検出器	75
逆浸透装置	67
逆浸透膜	67
急性腎不全	16
——の治療	18
——の臨床所見・症状	17
急性尿細管壊死	16
急速進行性糸球体腎炎	21,26
吸着材	152
吸着療法	4,152,156
強酸性陽イオン交換樹脂	67
胸水・腹水濾過濃縮再静注法	161
局所ヘパリン化法	95
ギラン・バレー症候群	148,150
近位尿細管	13
均質膜	52
空気誤入	116
クエン酸ナトリウム	147
グラフト	85
クリアランス	26,27,38,121,125
グルコース・インスリン療法	19
グロブリン	148
クロラミン	67
痙攣	19,115,116
劇症肝炎	148
血液吸着（法）	6,152
血液浄化（法）	6,92
血液透析	6,7,84,92,120
血液透析濾過	6,125
——の臨床効果	125
血液ポンプ	74
血液濾過	6,120
——の臨床効果	123
血漿吸着（法）	6,156
血漿交換（療法）	4,6,146
血小板の活性化	53
血漿分画器	148
血漿分離器	148
血漿分離膜	147
限外濾過膜	69
限外濾過率	43
限外濾過量	38,42,125
コイル型ダイアライザ	32,33
高圧蒸気滅菌	47
抗核抗体	25
高カリウム血症	57,111
後希釈	121
抗凝固剤	92

抗凝固法	92
高血圧	110
抗原固定型	156
抗好中球細胞質抗体	26
抗 GBM 抗体	26
抗糸球体基底膜抗体	26
合成抗トロンビン剤	93
合成高分子膜	4,52,120
抗体固定型	157
高窒素血症	17
抗 DNA 抗体	25,156
個人用透析装置	72,77

さ

再生セルロース膜	49
サイトカイン	53,100
酢酸	56,124
酢酸セルロースビーズ	155
酢酸透析	56,60
酢酸不耐症	60
殺菌接続装置	136
酸塩基平衡	98
――異常	26
次亜塩素酸ナトリウム	80
紫外線殺菌装置	66,136
紫外線殺菌灯	69
糸球体	11
――濾過量	12
支持層	52,121
持続血液透析	127
――濾過	127
持続血液濾過	127
持続的動静脈血液濾過法	4,6
至適透析	41
シャント	84
――合併症	86
集合管	14
重症筋無力症	148,150
重炭酸透析	56,59
重炭酸ナトリウム	19
手根管症候群	22,103
出血傾向	18,21,27

消化管出血	18,20
消化器症状	18
上皮細胞	11,12
上皮小体機能亢進症	106
静脈側回路内圧計	75
静脈高血圧症	86
常用対数減少値	70
食事療法	22,104
除水制御装置	76
シリンジポンプ	75
心胸郭比	111
人工血管	86
新鮮凍結血漿	146,147
腎臓	10,98
――の構造	11
浸透	133
――圧	14,62,123
心不全	98
腎不全	16,110
スチール症候群	86
スパイラルモジュール	68
生体適合性	4,49
静電的結合	158
セーフティー針	89
積層型ダイアライザ	34
セルロース系膜	34,49
セロファン	2
前希釈	126
穿刺針	89
全身性エリテマトーデス	25,150
全身ヘパリン化法	95
巣状糸球体硬化症	23,148
増殖性糸球体腎炎	24
疎水性結合	158

た

ダイアライザ	32
――の機能性	35
――の機能分類	45
――の構造	33

――の生体安全性	47
ダイアリザンス	40
対向流	40
代謝性アシドーシス	18,58,59,125
第 Xa 活性	92
第 II 因子	92
多人数用透析液供給装置	72
多発性骨髄腫	148,150
段階的腹膜透析導入法（SMAP）	144
胆汁酸	153
単純血漿交換	146
――の施行	147
――の適応疾患	148
担体	152
蛋白分解酵素阻害剤	93
緻密層	52
中空糸型ダイアライザ	3,34
中空糸モジュール	68
中皮細胞	132
中分子量物質	4,45,125
中和処理装置	71
長期透析合併症	103
直接穿刺	88
ツインバッグシステム	136
低血圧	110
低蛋白食	113
低比重リポ蛋白質	5,158
定比例ピストン方式	73
定比例ポンプ方式	73
低分子ヘパリン	93
低分子量物質	121
定容量混合方式	73
デキストラン硫酸	158
デスフェリオキサミン	107
電気伝導度	73,78
テンポラリーカテーテル	87
動・静脈瘤	86
透析アミロイドーシス	21,103

透析液	56
──回路内圧計	76
──供給装置	73
──清浄化	70
──組成	56
透析療法	20,98
──の現況	27
糖尿病	99
──性糸球体硬化症	25
──性腎症	21,25
動脈側陰圧検知器	73
動脈側回路内圧計	75
動脈血酸素分圧	17
動脈表在化	87
当量	62
ドライウェイト	99,111
トリプトファン	158
トロンビン	93

な

内シャント	3,84
内皮細胞	11,15
ナトリウムイオン	57
軟水装置	67
──の原理	67
──の行程	67
──の再生	67
難治性腹水	161
二重濾過血漿交換	6,148
──の施行	150
──の適応疾患	150
──法	4
乳酸ナトリウム	140
尿細管	10,13
尿毒症	21
──性心外膜炎	18,19
──性物質	132
ネフローゼ症候群	22
ネフロン	11
濃度	35

──異常	78
──計	73

は

パーマネントカテーテル	87
バイオフィルトレーション	125
──の透析液・補充液	126
──の臨床効果	126
バイオフィルム	80,144
敗血症	18,100
ハイパフォーマンス膜	4
パイロジェン	69
バスキュラーアクセス	3,84,87
白血球除去	155
──の適応疾患	155
白血球，補体系の活性化	52
微小変化群	23
ビタミン D	10
──の活性化	15,98
被囊性腹膜硬化症	142
被覆剤	153
標準化透析	41
標準体重	110
ビリルビン	160
ヒルジン	2
貧血	18,99
フィードバック方式	73
フィブリノーゲン	53,92
フィブリン	53,92
フェニルアラニン	158
不均衡症候群	116
腹膜	132
腹膜炎	141
腹膜透析	6,132
──液	134
──の合併症	141
──の原理	132
──の実際	134
──の適応と非適応	138
ブドウ糖	111
プリーツモジュール	68

ふるい係数	121
プレフィルタ	66
プロタミン	93
プロトロンビン	92
プロトンポンプインヒビター	20
分画曲線	150
閉塞性動脈硬化症	148,150
β_2-ミクログロブリン	4,45,50
──除去	155
──の適応疾患	156
ヘキサデシル基	155
ヘパリン	2,92
──投与法	95
──ロック	87
──製剤	94
ヘンレ係蹄	14
乏尿	17
ボーマン嚢	11
補充液	120
ボタンホール	89
──針	89
ポリアクリロニトリル膜	50
ポリウレタン	86
ポリエステル系ポリマーアロイ膜	51
ポリエチレンテレフタレート	153
ポリオレフィン・スチレン系エストラマー・ポリエステル	86
ポリスルホン膜	51
ポリミキシン B	154
ポリメチルメタクリレート膜	50
ホルマリン	48

ま

膜厚	34
膜間圧力差	42
膜孔径	51,121
膜性腎症	24
膜性増殖性糸球体腎炎	24
膜の耐圧	34
膜分離法	146

マクログロブリン血症	148,150	漏血検出器	76	Dry weight	110
マスバランスエラー	42	ローラポンプ方式	73		
慢性C型ウイルス肝炎	148,150	濾過係数	43	**E**	
慢性腎不全	20			Encapsulating Peritoneal	
──の原因疾患	21	**A**		Sclerosis (EPS)	142
──の治療	22	Acute Renal Failure (ARF)	16	Endotoxin retentive	
──の臨床症状	21	ANCA	26	filter (ETRF)	69
		Argatroban	94	e-PTFE	86
水処理装置	66	Automated Peritoneal Dialysis		Ethylenevinylalcohol (EVAL)	50
水・電解質異常	16,17	(APD)	137	Extra Corporeal Ultrafiltration	
				Method (ECUM)	44
無尿	17	**B**			
		β_2-MG	4	**F**	
メサンギウム細胞	24	Biofiltration (BF)	125	fast PET	143
メシル酸ナファモスタット	93	BUN	17	First use syndrome	48
滅菌法	47	Butterfly shadow	18		
免疫吸着療法	5			**G**	
		C		GCAP	155
モジュール	68	C3a	52	GFR	28
モル	62	C5a	52	Goodpasture	29
		CAPD	134		
や		Cardiothoracic Ratio (CTR)	111	**H**	
薬液消毒	80	CAVH	127	Hemodiafiltration (HDF)	6,125
薬物中毒	148	CDA	49	Hemodialysis (HD)	6,120,121
		Cell-free and Concentrated		Hemofiltration (HF)	6,120,121
遊離塩素	67	Ascites Reinfusion		Henderson-Hasselbalch	58
		Therapy (CART)	161	Humoral mediator	128
陽イオン	67	Cellulose Acetate (CA)	49		
溶血	79	CHD	127	**I**	
溶質透過性能	38	CHDF	127	IgA	24
		CHF	127	I-HDF	127
ら		Chronic Renal Failure (CRF)	20		
リーク	78	CKD	28,98,100	**K**	
リガンド	152	CTA	49,147	Kill	3
リドカインテープ	85			Kt/V	40
		D			
ループス腎炎	25	DFO	107	**L**	
ループ利尿薬	19	Dialysis Disequilibrium		LCAP	155
		Syndrome (DDS)	116	LDL	5,23,158
レニン	10,14,98	Direct Hemoperfusion		Logarithmic Reduction	
レニン―アンギオテンシン		(DHP)	6,152	Value (LRV)	70
―アルドステロン系	10,15,99	Double Filtration Plasma			
連続携行式腹膜透析	134	Pheresis (DFPP)	6,149		

M

MBD	100

N

Nafamstat mesilate	93,96

O

On-line	4
——HDF	126

P

PaO₂	17
Parathormone (PTH)	104,106
Peritoneal Dialysis (PD)	132
Peritoneal Equilibration Test (PET)	142
Plasma Adsorption (PA)	6,156
Plasma Exchange (PE)	6,146,147
Polyacrylonitril (PAN)	50
Polyester Polymer Alloy (PEPA)	51
Polyethersulfone (PESU)	51
Polymethylmethacrylate (PMMA)	50,147
Polyolefin elastomer polyester (PEP)	86
Polysulfone (PSU)	51,147
Polyurethane (PU)	86
PPI	20

R

R2A 寒天培地	71
Red eye	106
Regenerated Cellulose (RC)	49
Reverse Osmosis (RO)	67
Rotating drum kidney	3
RPGN	22,26

S

Selective Plasma Exchange (SPE)	148
Sieving Coefficient (S.C.)	121
SLE	25,158
Stepwise Initiation of Peritoneal Dialysis Using Moncrief and Popovich Technique (SMAP)	144

T

TGEA 寒天培地	71
TNF-α	53
Transmembrane Pressure (TMP)	42
Twin coil	3

U

UF	69
Ultrafiltration Rate (UFR)	43
Uremic lung	17

【編著者】
海本浩一（うみもと・こういち）　博士（工学）
　　　　大阪電気通信大学医療福祉工学科　教授

【著　者】
岩谷博次（いわたに・ひろつぐ）　博士（医学）
　　　　国立病院機構・大阪医療センター　腎臓内科科長
　　　　大阪大学医学部　臨床准教授（腎臓内科学）

宮田賢宏（みやた・まさひろ）　博士（工学）
　　　　帝京大学福岡医療技術学部医療技術学科　教授

平井康裕（ひらい・やすひろ）
　　　　独立行政法人労働者健康安全機構・大阪労災病院　主任臨床工学技士

鎌田亜紀（かまだ・あき）
　　　　大阪電気通信大学医療福祉工学科　講師　臨床工学技士

【臨床工学テキスト】
生体機能代行装置学　血液浄化　第2版

2010年3月10日　第1版1刷発行　　　　　　　　ISBN 978-4-501-33330-0 C3047
2019年2月20日　第2版1刷発行

編著者　海本浩一
著　者　岩谷博次・宮田賢宏・平井康裕・鎌田亜紀
　　　　©Umimoto Koichi, Iwatani Hirotsugu, Miyata Masahiro, Hirai Yasuhiro, Kamada Aki
　　　　2010, 2019

発行所　学校法人 東京電機大学　　　〒120-8551　東京都足立区千住旭町5番
　　　　東京電機大学出版局　　　　　Tel. 03-5284-5386（営業）　03-5284-5385（編集）
　　　　　　　　　　　　　　　　　　Fax. 03-5284-5387　振替口座 00160-5-71715
　　　　　　　　　　　　　　　　　　https://www.tdupress.jp/

[JCOPY]＜(社)出版者著作権管理機構　委託出版物＞
本書の全部または一部を無断で複写複製（コピーおよび電子化を含む）することは，著作権法上での例外を除いて禁じられています。本書からの複製を希望される場合は，そのつど事前に，(社)出版者著作権管理機構の許諾を得てください。また，本書を代行業者等の第三者に依頼してスキャンやデジタル化をすることはたとえ個人や家庭内での利用であっても，いっさい認められておりません。
［連絡先］Tel. 03-5244-5088，Fax. 03-5244-5089，E-mail：info@jcopy.or.jp

印刷：三美印刷(株)　　製本：誠製本(株)　　装丁：齋藤由美子
落丁・乱丁本はお取り替えいたします。　　　　　　　　　　Printed in Japan